365 효플란트 치과가 알려주는

치아 상식 100선

365 효플란트 치과가 알려주는
치아 상식 100선

펴 낸 날   2024년 5월 17일

지 은 이   이효상
펴 낸 이   이기성
기획편집   이지희, 윤가영, 서해주
표지디자인 이지희
책임마케팅 강보현, 김성욱
펴 낸 곳   도서출판 생각나눔
출판등록   제 2018-000288호
주   소   경기 고양시 덕양구 청초로 66, 덕은리버워크 B동 1708호, 1709호
전   화   02-325-5100
팩   스   02-325-5101
홈페이지   www.생각나눔.kr
이 메 일   bookmain@think-book.com

• 책값은 표지 뒷면에 표기되어 있습니다.
  ISBN 979-11-7048-704-3(03510)

365 효플란트 치과가 알려주는

치아 상식 100선

이효상 지음

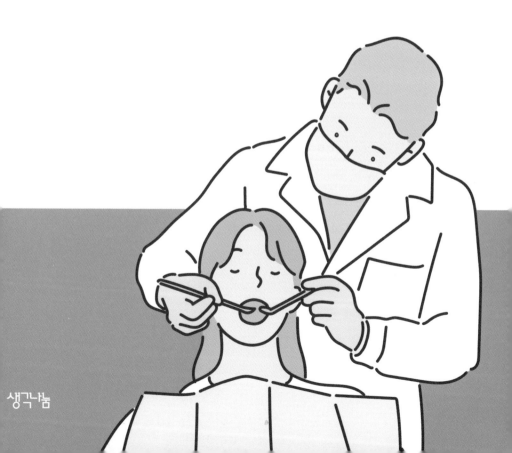

생각나눔

CONTENTS

제1부　치아 관리 편

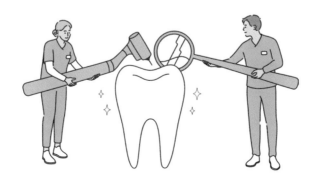

제2부 증상 편

제3부 잇몸 편

제4부 충치 치료 편

제5부 신경 치료 편

제6부 임플란트 편

제7부   사랑니 편

제8부 소아 편

제9부 심미치료 편

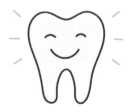

365 HYOPLANT DENTAL CLINIC
365 효플란트치과

인사말

안녕하세요.

항상 환자분들께 최고의 진료를 제공해 드리고 싶은 '365 효플란트 치과의원' 대표원장 이효상입니다.

치과학은 제 손끝으로 그 결과를 만들어내야 하기에 끊임없이 최신 이론을 찾아서 습득하고, 계속해서 손 테크닉을 정교하게 다듬어야 할 필요가 있는 배움에 끝이 없는 학문이라고 생각합니다. 따라서 저는 치과의사로서, 제가 알고 있는 치료 방법에 안주하지 않고 계속해서 '더 안전하고', '더 빠르고', '덜 아픈' 치료 방법을 강구해야 하는 의무가 있다고 생각합니다. 그래서 저는 계속해서 최신 치과 임상책과 최신 논문을 독파하고, 새로 나온 더 좋은 기계가 있을까 하며 기웃거립니다.

저는 저의 진료 퀄리티가 최고의 경지에 오르길 열망합니다. 저의 진료가 정교해지고 완벽해져서 환자분들이 너무 편안해서 진료 중에 깜빡 졸기를 고대합니다. (특히 저의 주된 장기인 '임플란트', '신경치료', '발치'를 할 때 환자분께서 '많이 아플까 봐 겁이 났었는데 편안했어요.'라고 말씀하시면 정말 행복합니다.)

저는 계획형 인간이자, 노력형 인간입니다(MBTI는 ISTJ입니다). 숙고하여 계획하고, 계획한 대로 온 힘을 다해 노력하면 무엇이든 할 수 있다고 믿으며 살아왔습니다. 압축된 시간 속에서 지칠 때도 있었지만, 큰 간격의 실력 향상, 그것으로 위로받았습니다.

치과의사로서도 이러한 까다로운 자세를 그대로 가지고 갈 것입니다. 생각하고 계획하고 노력함으로써 하루하루 정진하여 환자분들께 부끄럽지 않은 진료를 하겠습니다. 항상 최고의 진료를 제공해 드리는 365 효플란트 치과가 되겠습니다.

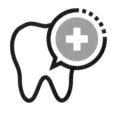

365 효플란트 치과의 약속

환자분들께서 전반적인 치료 과정을 잘 이해할 수 있도록 정성껏 설명해 드리겠습니다.

: 치과에서 쓰는 용어가 얼마나 어렵고 생소합니까! 환자분께서 설명을 들어도 잘 이해되지 않고, 치료받을 때도 정확히 어떤 치료를 받는지조차 알 수 없다면 환자분 입장에서 얼마나 혼란스러우시겠습니까? 저희는 환자분께 진행되는 치료에 대한 '이유', '과정', '목적'을 이해하기 쉽게 잘 풀어서 설명해 드리겠습니다.

두 번째 **항상 친절하게 환자분들을 응대하겠습니다.**

: 치아가 아프면 아무리 마음 넓으신 분이셔도 예민해지기 마련입니다. 더욱이 불친절한 응대로 스트레스를 받게 된다면 아픈 부위가 더 아프게 느껴질 것입니다. 더 이상 불필요한 스트레스를 받으시지 않도록 친절하게 응대하겠습니다. 저는 '친절함'은 '공감'에서 시작된다고 생각합니다. 상대방의 입장을 생각하고 이해할 수 있을

때 친절함이 나오지 않을까 생각합니다. 항상 환자 입장에서 생각하여 부모님, 가족을 대하듯이 친절하게 응대해 드리겠습니다.

세 번째 | 거품 없는 합리적인 비용으로 치료해 드리겠습니다.

: '전국에서 제일 싸게 해드리겠다.'라는 말씀은 못 드리겠습니다. 하지만 환자분의 입장에 서서 거품 없는 합리적인 비용으로 최상의 치료를 받으실 수 있도록 하겠습니다.

네 번째 | 과잉 진료를 하지 않겠습니다.

: 저희는 최대한 환자분이 쓰시는 치아를 오랫동안 쓰실 수 있는 방향으로 치료 계획을 세울 것입니다. 물론 치료해야 될 치아를 치료하지 않는 우를 범하진 않을 것입니다. 그래도 최대한 보수적으로 자신의 치아를 유지할 수 있는 치료 방법을 권유해 드릴 것입니다. 멀쩡한 치아를 빼버리는 비양심적인 치과가 될 생각은 추호도 없습니다. (사실 제 주변에 훌륭한 치과의사 동료들이 많아서 '실제로 이런 비양심적인 치과가 있긴 할까?'라는 의구심이 들긴 합니다.)

다섯 번째 최신 치과학을 반영한 치료를 하겠습니다.

: 저는 항상 하던 것만 하는 치과의사가 아닙니다. 현재 우리가 살고 있는 세상은 하루하루 빠르게 기술이 발전하고 있습니다. 치과학도 마찬가지입니다. 불과 5년 전과 비교하더라도 치과학에는 눈부신 발전이 있었습니다(뼈이식 재료, 검진 기구들, 엑스레이 기술들 등). 저는 항상 최신 논문, 최신 임상책, 최신 재료, 최신 기구들을 써서 환자분들께서 최신의 그리고 최선의 치과 진료를 받을 수 있도록 할 것입니다. (물론 그러려면 제가 계속해서 비싼 기계도 사야 하고, 재료도 자주 바꿔야 하겠지요. 갑자기 머리가 아파집니다만 굴하지 않겠습니다.)

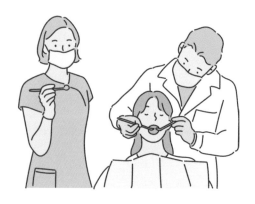

365 효플란트 치과 이름의 의미

말 그대로 365일 진료하는 치과라는 의미에서 365를 붙였습니다.

그리고 효는 제 이름 이효상에서 중간 글자를 얻어왔습니다. 한자로 '효' 자는 '효도 효' 자입니다. 항상 환자분들을 치료할 때 부모님의 치아를 치료하는 것처럼 신중하고도 정성스럽게 치료를 할 것이라는 다짐으로 '효' 자를 붙였습니다.

(실제로 제가 직접 아버지께 임플란트 치료를 해드렸고, 어머니께 크라운 치료를 해드렸습니다. 두 분 모두 아직까지 불편함 없이 잘 사용하고 계십니다.)

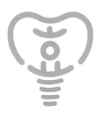

이 책의 목적

이 책의 목적은 크게 세 가지입니다.

- 첫 번째, 올바른 치아 관리법 설명
- 두 번째, 환자분들께서 치과에 갔을 때 치과 선생님들이 말하는 설명을 쉽게 이해할 수 있도록 치과 관련 배경지식을 미리 알려드리기
- 세 번째, 입안이 불편한데 바빠서 당장 치과를 갈 수 없을 때, 집에서 임시방편으로라도 사용할 수 있는 방법들 설명

입니다.

이 책은 치과학 공부를 위한 목적이 아니며, 실생활에서 치아 관련해서 궁금한 것이 생길 때 실용적으로 잠깐씩 펼쳐볼 수 있도록 하는 것이 목적입니다. 따라서 최대한 치과 전문 용어, 영어 등을 쉬운 단어로 풀어쓰려고 노력했고, 학술적인 원리 또한 실용성이 없다고 생각되는 것들은 과감히 생략하였습니다.

그리고 치과 상식 자체가 그렇게 흥미로운 주제들이 아니기에, 조금이라도 흥미 유발이 되도록, Question and Answer 형식으로 서술했습니다. 또한 바쁘신 분들이 많기에, 'Q'에 대한 답의 핵심만 빠르게 캐치해 갈 수 있도록 'A'란에 명료하게 먼저 말씀드리고, 그 뒤에 시간이 있으셔서 더 보실 수 있는 분들을 위해 '보충 설명'란에 추가로 제가 드리고 싶은 말들을 적었습니다.

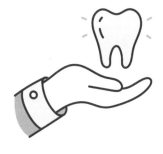

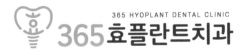

365 HYOPLANT DENTAL CLINIC

365효플란트치과

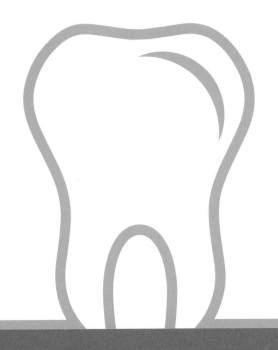

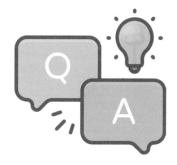

제 1 부

치아 관리 편

Q1) 양치를 하루에 몇 번 해야 하나요?

> **A) 하루에 3번하세요**(너무 식상하네요).

보충 설명)

치과의사로서, '뭘 드신다면 드신 직후에 곧바로 양치하세요.'라고 하고 싶지만, 그건 너무 잔인하기에 현실적으로 말씀드리면 하루에 3번(끼니 직후에) 하시되, 양치 후에 뭘 드시는 것은 자제하셔야 합니다.

원리적으로 좀 더 설명해 드리면 입안에 당분이 남아있으면 충치가 생깁니다. 그래서 입안에 당분이 없는 시간을 최대한 많이 확보하는 것이 이가 썩지 않게 하는 포인트입니다. 극단적인 예를 들어 드리면, 민수는 하루 동안 양치를 한 번도 안 했으나 아무것도 먹지 않았고, 철수는 하루 동안 양치를 10번 했는데 양치한 직후마다 사탕을 하나씩 먹었다고 하면 양치를 한 번도 안 한 민수보다 양치를 10번이나 한 철수의 이가 더 잘 썩게 되는 것입니다.

그러니 위에 제가 말씀드린 것처럼 양치 직후에 뭘 먹어버리면 곧바로 입안에 당분이 남아서 그 당분이 충치를 일으키기 때문에 최대한 양치 후에 입안에 당분이 들어가지 않도록 신경 쓰셔야 합니다.

Q2) 칫솔은 얼마나 자주 교체해야 하나요?

> **A) 3개월에 한 번씩 교체해 주십시오.**

보충 설명)

사람마다 칫솔질의 방법과 주기가 달라서 딱 잘라 말씀드릴 수는 없지만, 평균적으로 3개월에 한 번씩 칫솔을 교체해 주시는 게 좋습니다.

보통 칫솔을 6개월 넘게 사용하시는 분들이 많습니다. 그렇게 오래 쓰게 되면 칫솔모가 마모되고 벌어져서 칫솔질하게 되더라도 효과가 많이 떨어지고, 잇몸도 긁어버려서 잇몸 건강에도 좋지 않습니다.

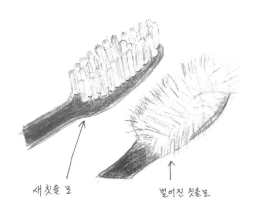

새 칫솔 모   벌어진 칫솔모

새 칫솔모 vs 벌어진 칫솔모

⟩ A) ① 칫솔 머리의 크기 ➡ 너무 크지 않아야 함

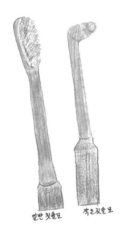

일반 칫솔모 vs 작은 칫솔모

② 칫솔모의 강도

난 잇몸에서 자주 피가 나고 예민해!

➡ 부드러운 칫솔모

난 잇몸은 괜찮은데 담배를 피우고 치아에 갈색이 좀 보이는 것 같아!

➡ 강한 칫솔모

보충 설명)

① 칫솔 머리의 크기

칫솔 머리가 너무 크면 섬세하게 양치를 할 수 없습니다. 칫솔 머리가 작을수록 양치를 꼼꼼하게 할 수 있습니다. 그래서 치과의사 입장에서는 칫솔 머리가 아주아주 작은 것을 쓰는 것을 추천해 드리고 싶습니다만, 칫솔 머리가 너무 작으면 칫솔질 시간이 너무 길어지기 때문에 바쁜 현대인분들에게 그렇게 강요하기가 힘드네요. 적당히 작은 것을 사십시오.

② 칫솔모의 강도

부드러운 칫솔모는 부드럽기 때문에 잇몸을 덜 자극하는 것은 장점이지만, 반대로 너무 부드러워서 일반 칫솔모보다 치아가 잘 안 닦이는 게 문제입니다. 따라서 부드러운 칫솔모를 사용하신다고 하면 양치 시간을 3분이 아니라 4분 정도로 평소보다 오래 닦아주는 것이 좋습니다.

> **A) 네. 치실 하시는 것을 추천드립니다.**
> **치실 대신 구강 세정기**(아쿠아픽, 워터픽 등)**를 사용하셔도 됩니다.**

보충 설명)

양치를 잘하시더라도 양치질로는 치아 사이사이에 있는 이물질들을 완전히 제거할 수가 없습니다. 치아 사이사이에 있는 이물질을 제거하기 위해 치실이나 구강 세정기(아쿠아픽, 워터픽 등)을 사용해야 합니다. (정확하게는 치실과 구강 세정기의 역할이 살짝 다르지만, 거기까진 자세히 모르셔도 상관없습니다.)

결과적으로

양치질 + 치실

또는

양치질 + 구강세정기(아쿠아픽, 워터픽 등등)

으로 치아를 관리하시면 됩니다.

> **A) 아니요. 드신 직후에 물로 헹구고 30분 뒤에 양치하세요.**

보충 설명)

　탄산음료, 커피를 마신 직후에 양치하는 것은 좋지 않습니다. 탄산음료, 커피에는 산성 성분이 있어서 치아를 약한 상태로 만듭니다. 이렇게 약한 상태에서 양치를 하게 되면 치아가 칫솔에 의해 너무 잘 긁히게 되어(마모 효과 극대화) 치아에 손상이 잘 가게 됩니다 (실금 등이 갈 수 있습니다).

　따라서 탄산음료, 커피를 드신 직후에는 산성 환경을 중화시키기 위해 물로 헹구는 정도로 하고, 치아가 약한 상태에서 벗어날 때까지 약 30분 정도 기다린 뒤에 양치하시는 것이 좋습니다.

Q6) 일반 치약 대신 소금으로 양치해도 되나요?

> **A) 안 됩니다. 치약으로 양치하세요.**

보충 설명)

치약에는 여러 가지 성분들이 있지만, 핵심 성분은 뭐니 뭐니 해도 불소입니다(불소는 충치를 억제하는 성분입니다). 이런 불소 성분이 있는 치약을 놔두고 소금으로 양치하는 것은 현명하지 않습니다.

> **A) 쪼오~금 도움됩니다.**

보충 설명)

조금은 도움이 됩니다만, 효과가 만족할 만큼 좋지는 않습니다. 자일리톨이라는 성분은 충치를 억제시키는 효과가 분명히 있긴 합니다. 하지만 자일리톨 껌 안에 들어있는 자일리톨량이 얼마 안 되기 때문에 자일리톨 껌을 하루에 1, 2개 정도 씹어서는 그 효과가 미비합니다. 그렇다고 자일리톨 껌을 하루에 10개 이상씩 씹는 것은 턱이 과도하게 발달할 수 있고, 턱관절에 무리가 오기 때문에 좋은 방법이 아닙니다. 그러니 자일리톨 껌을 씹었으니 양치 안 해도 되겠다는 사악한 생각은 버리시는 것이 좋습니다.

> **A) 네. 정말 좋지 않습니다. 절대 하지 마세요.**

보충 설명)

얼음을 먹을 때 시원하게 깨 먹고 싶은 그 충동! 저도 압니다. 하지만 얼음을 깨 먹을 때, 얼음이 깨지는 게 아니고 자신의 치아가 깨지는 것을 보고 싶지 않으시다면 그 습관은 멈추셔야 합니다.

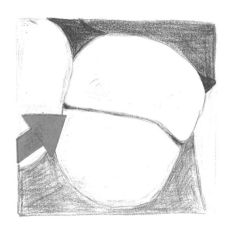

치아에 금이 간 모습

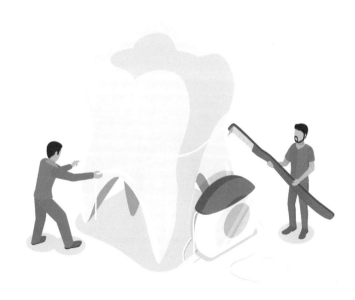

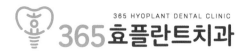

365 HYOPLANT DENTAL CLINIC

365효플란트치과

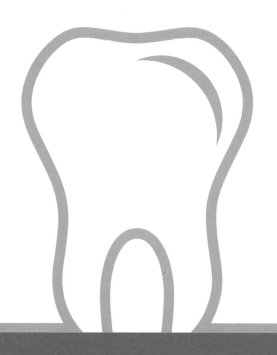

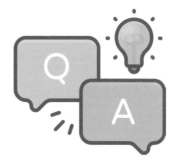

제 2 부

증상 편

> **A) ⓘ집에서 할 수 있는 방법**

 - 시린 이 전용 치약 쓰기

> **ⓔ치과에서 할 수 있는 방법**

 - **불소 바르기**(불소도포)

 - **코팅**(지각 과민 처치)

 - **깨진 부분 메우기**(치경부 마모)

 - **충치 치료**

 - **신경 치료**

보충 설명)

ⓘ 집에서 간단하게 할 수 있는 방법으로, 시린 이 전용 치약을 쓰는 방법이 있습니다. 시린 이 전용 치약의 대략적인 원리는(회사마다 조금씩 상이하지만) 치아에 난 미세한 구멍들(치아를 시리게 하는 원인)을 질산칼륨이나 불소 등으로 메워주는 것입니다.

ⓔ 치아에 충치는 없지만, 깨지거나 마모되어서 시릴 가능성이 있습니다. 이럴 때는 치과에서 불소를 바르거나 코팅을 하거나, 깨진 부분을 레진 같은 재료로 메우는 방법이 있습니다. 이가 시린 이유의 대부분이 치아의 목 쪽에 치아가 깨져서입니다(치경부 마모증 또는

치경부 파절). 치아 목 쪽 부분이 깨지면 찬물을 마셨을 때 찬물이 신경과 가까이 접근하기 때문에 시리게 되거든요.

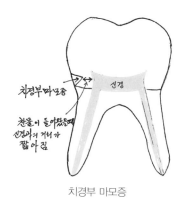

치경부 마모증

마치 패딩을 입고 있는데, 허리춤 솜이 찢겨 나가 허리 부분에 바람이 들어오면 시리고 추운 것과 같은 것입니다. 그래서 깨진 부분을 채워주게 되면 시린 증상이 덜하게 되는 것입니다.

좀 더 보충하자면 치아의 목 부분이 왜 깨질까요? 어떤 병적인 현상이라기보다는 노화 현상에 가깝습니다. 칫솔질할 때, 음식을 씹으면서 치아끼리 부딪칠 때, 이갈이를 할 때, 이를 악무는 습관이 있을 때 등등 여러 습관에 의해 마모가 일어나서 치아의 목 부분이 깨지게 되는 겁니다.

③ 치아에 충치가 심하게 있을 때도 시릴 수 있습니다. 이럴 때는 충치 치료 또는 신경 치료를 하셔야 합니다.

> **A) - 지켜보기**
>
>   **- 씹는 면 다듬기**
>
>   **- 충치 치료**
>
>   **- 충치 치료된 부분 다시 정비하기**
>
>   **- 마모된 부분 메우기**

보충 설명)

단것 먹을 때 통증이나 시린 느낌이 든다면 일단 신경 치료는 하지 않고 치아를 보존하게 할 수 있는 치료를 먼저 해봅니다. (반면, 뜨거운 것을 먹을 때 통증이 있다면 신경 치료를 해야 할 가능성이 큽니다.)

단 거 드실 때 아픈 원인은 여러 가지입니다. 각 원인에 맞는 치료를 합니다.

　

－ 큰 문제가 없는데 치아 신경이 예민해져서 ➡ 일단 지켜봅니다.

－ 특정 지점에서 치아끼리 과도하게 많이 닿을 때 ➡ 씹는 면을 다듬어서 과도하게 닿는 것을 줄입니다.

－ 충치가 생겼을 때 ➡ 충치 치료를 합니다.

－ 충치 치료를 한 부분 아래쪽에 이차적으로 충치가 생겼을 때

➡ 기존 충치 치료된 부분을 제거하고 다시 충치 치료를 합니다.

－ 마모가 많이 되었을 때 ➡ 마모된 부분을 메웁니다.

이런 식으로 일단 보존적인 치료를 먼저 시행한 후, 그래도 계속 통증이 느껴지시면 신경 치료를 진행하게 됩니다.

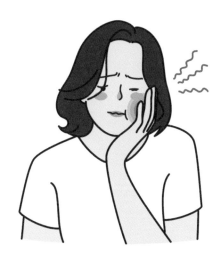

> **A) 좋지 않은 신호입니다. 빨리 치과에 가셔야 합니다.**
> **보통 신경 치료까지 하셔야 합니다.**

보충 설명)

뜨거운 것에 시리거나 아픈 증상은 심한 충치로 인한 것일 가능성이 큽니다. 충치가 심하면 치아 안이 부패하여 가스가 차게 됩니다. 원래 가스는 온도가 올라가면 팽창하는 특징이 있습니다. 그래서 뜨거운 것을 먹으면 온도가 올라가서 치아 안에 차있는 가스가 팽창하여 치아와 신경을 압박하여 아프게 되는 것입니다.

따라서 심한 충치를 치료하기 위해 신경 치료를 해야 할 가능성이 큽니다

(좀 더 보충하자면 반대로 차가운 물에 시린 경우는 뜨거운 물에 시린 경우보다는 덜 심각한 경우가 많으니, 너무 걱정하진 않으셔도 됩니다.)

> **A) 금이 간 경우일 수 있습니다.**

보충 설명)

묵직하고 욱신거리는 통증이 아니라, 딱딱한 것을 씹을 때 날카롭게 팍! 아픈 느낌이 들면 치아에 금이 간 경우가 많습니다.

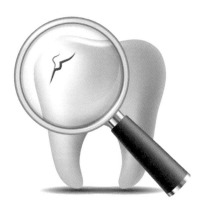

> **A) 아주 살짝 금이 가거나 깨졌다.** ➡ 다듬기

살짝 금이 가거나 깨졌다.

➡ 깨진 부분을 정리해서 치아 색 나는 재료로 메우기

심하게 금이 가거나 깨졌다.

➡ **크라운 씌우기**(크라운이 더 깨지는 것을 막는 일종의 헬멧 역할을 합니다.)

너무 심하게 금이 가거나 깨졌다.

➡ **신경 치료를 하고 크라운 씌우기**

아주아주 심하게 금이 가거나 깨졌다.

➡ **치아를 빼고 임플란트 치료**

> **A) - 크라운 씌우기**
> **- 습관 교정**

보충 설명)

갈리고 마모된 정도가 심한 경우에는 더 이상 마모가 진행되지 않도록 치아 위에 크라운을 씌우는 치료를 해야 할 가능성이 있습니다(마모의 정도가 아주 심하신 경우에는 신경 치료를 해야 할 가능성도 있습니다).

또한 이갈이 습관, 이 악무는 습관, 딱딱한 걸 많이 드시는 습관 등이 치아를 마모시키는 원인입니다. 따라서 이런 안 좋은 습관들을 교정하시는 것도 병행하셔야 합니다. (이갈이가 심한 경우에는 마우스피스 같은 장치를 끼고 주무셔야 할 수도 있습니다.)

턱에서 딱딱거리는 소리가 나고 아파요. 어떻게 해야 하나요?

> **A) 집에서 할 수 있는 개선법**

- 온찜질

- 질긴 음식 피하기

- 단단한 음식 피하기

- 이 악무는 습관 피하기

- 입 최대한 벌리지 않기

> **치과에서의 치료**

- 물리 치료

- 약물 치료

- 구강 장치 치료

- 주사 치료

보충 설명)

집에서 할 수 있는 개선법부터 말씀드리겠습니다.

— 온찜질은 주기적으로 하셔야 합니다.

— 질긴 음식을 먹지 말아야 합니다.

— 단단한 음식을 먹지 말아야 합니다.

– 이를 악무는 습관을 고치셔야 합니다.

뭔가 골똘히 생각하거나 스트레스받으면 이를 악무는 습관이 있는 분들이 많습니다. 항상 자신이 이를 악물지는 않는지 셀프 체크를 해서 악물고 있다면 의식적으로 턱에 힘을 빼셔야 합니다.

– 입을 크게 벌리지 않아야 합니다.

특히 본인의 턱이 아직도 아픈지 안 아픈지 확인하기 위해 자주 입을 벌렸다 다물었다 하시는 분들이 있는데 이건 정말 좋지 않습니다. 또한 하품할 때도 최대한 작게 입을 벌리고 하품하셔야 합니다. (팁을 드리면 하품할 때 입천장 쪽에 혀를 댄 채로 해보세요. 그렇게 하면 하품할 때도 입이 크게 벌어지지 않습니다.)

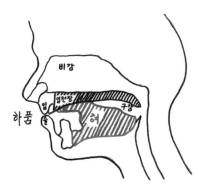

이런 식으로 집에서 관리하는데도 계속 아프시면 치과를 가셔서 물리 치료, 약물 치료, 구강 장치 치료, 주사 치료 등의 치료를 받으셔야 합니다.

> **A) 집에서 치료- 턱 쪽 온찜질 / 스트레스 관리**
>
> **치과에서 치료- 스플린트 장치 / 보톡스**

보충 설명)

턱의 근육들이 과도하게 뭉쳐있기나 밸런스가 부너져 있는 상태라서 이갈이 현상이 나타날 수 있습니다. 이런 경우에 집에서 턱 쪽을 따뜻한 것으로 찜질을 해주시면 턱 근육이 뭉쳐있는 것이 좀 풀어져 이갈이 현상을 완화시킬 수 있습니다.

또한 정신적인 스트레스도 이갈이에 영향을 주는 것으로 알려져 있습니다. 스트레스 관리를 하는 게 쉬운 일은 아니지만, 그래도 마인드 컨트롤을 잘하셔서 스트레스를 줄이시는 게 이갈이에 도움이 됩니다.

이런 식으로 집에서 어느 정도 관리해도 증상 호전이 없다면 치과에 가셔야 합니다. 치과에서 스플린트 장치를 만들어서 그것을 끼고 주무셔야 할 수 있습니다. 이갈이를 하면 치아끼리 세게 부딪쳐서 손상을 받게 되고, 소리도 심하게 나는데요. 스플린트 장치를 끼고 주무시면 이러한 손상과 소리를 막아주게 됩니다.

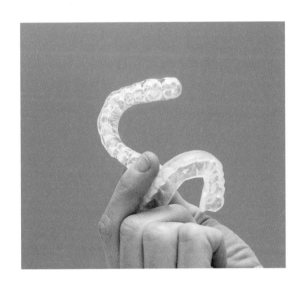

또 턱이 과도하게 힘을 작용해서 이갈이가 생기는 경우도 있어서 턱 근육에 보톡스 주사를 맞으셔야 할 수도 있습니다. 보톡스는 근육이 힘을 못 쓰게 하는 역할을 합니다. 그래서 턱 근육에 보톡스를 맞으면 턱 근육이 과도하게 힘을 쓰는 걸 막아서 이갈이 현상이 완화되는 것입니다. (추가로 턱 근육 크기도 작아져서 턱이 갸름해지는 효과도 보실 수 있습니다.)

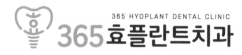

365 HYOPLANT DENTAL CLINIC

365효플란트치과

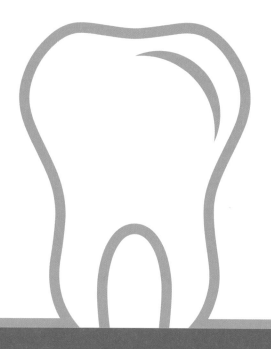

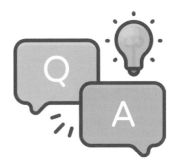

제 3 부

잇몸 편

> **A) 금연**

> **물 자주 마시기**

> **칫솔질 꼼꼼히 하기**

> **칫솔질 후 치실이나 구강 세정기**(워터픽이나 아쿠아픽) **사용하기**

> **혀 클리너로 혀 청소하기**

> **치과에서 스케일링 받기**

> **치과에서 충치 치료받기**

> **편도 결석 제거하기**

보충 설명)

담배는 입냄새의 주원인 중 하나입니다. 입냄새 뿐 아니라 다양한 해를 미치게 되므로 금연해 주세요.

구강 건조가 있을 때 입냄새가 날 수 있습니다. 따라서 물을 자주 마셔서 입안이 건조해지지 않도록 하시는 게 좋습니다.

칫솔질을 꼼꼼히 하셔야 구취가 사라집니다. 칫솔질을 생각보다 사람들이 대충하십니다. 칫솔질을 후다닥 대충 하지 마시고, 3분 정도 꼼꼼히 하십시오. (3분이라는 시간이 꽤 깁니다. '대충 이 정도면 3분 이겠지.' 하지 마시고 초시계로 시간을 재시면서 양치해 보세요!)

칫솔질 전이나 후에 구강 세정기(워터픽이나 아쿠아픽 등)나 치실을 추가로 사용하세요. 치아와 치아 사이에 있는 이물질은 칫솔질로 잘 제거가 안 되고, 이런 것들이 입냄새가 나게 합니다. 치아 사이의 이물질을 제거하기 위해 꼭 구강 세정기(아쿠아픽이나 워터픽 등)나 치실을 사용하셔야 합니다.

혀 클리너로 혀 청소를 하세요. 혀도 대표적인 구취 유발 장소입니다. 혀에는 맛을 느끼게 하는 유두들이 빼곡히 있는데, 이 유두의 형태가 좁고 길어서 유두 사이사이에 음식물이나 치태가 끼게 되고, 잘 빠지지도 않습니다. 또한 산소도 잘 들어가지 못해 끼인 음식물이 잘 부패하게 됩니다. 부패하게 되면 황화합물이 생성되어 입냄새가 나게 됩니다. 따라서 이러한 유두 사이사이의 이물질을 빼기 위해서 혀 클리너를 사용하셔야 합니다. (안타깝게도 칫솔로 혀를 닦아도 유두 사이사이 이물질을 빼기가 쉽지 않습니다. 칫솔 말고 혀 클리너를 사용하는 것이 좋습니다.)

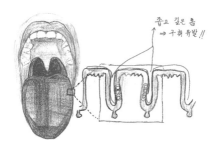

치과에 가셔서 스케일링하세요. 치석도 구취의 원인이 되는데, 치석은 칫솔질로는 제거가 잘 되지 않기 때문에 스케일링을 한 번씩 해주는 게 중요합니다.

충치 치료를 하세요. 충치 있는 부분이 구취의 원인일 수 있습니다.

편도 결석을 제거하세요. 편도 결석도 구취의 원인일 수 있습니다.

이런 식으로 관리해도 입냄새가 줄어들지 않으면 호흡계 질환, 간 질환, 신장 질환(예, 신부전인 경우 생선 냄새), 당뇨 등의 문제일 수 있습니다.

> **A) 쉽게 말하면 치아를 전문적으로 청소하는 것입니다.**

보충 설명)

집에서 하는 양치나 치실로는 관리가 안 되는 부분들이 있기 마련입니다. 이런 부분들을 전문 초음파 기계를 이용해서 깔끔하게 청소한다고 생각하시면 됩니다. 또한 치석이 생기면 양치로는 잘 제거가 되지 않고, 스케일링을 해야 제거가 됩니다. 이런 치석은 아주 나쁜 녀석이기 때문에 그대로 두면 잇몸병(치주염)을 일으킵니다. 그래서 스케일링을 해서 치석을 제거해야 합니다.

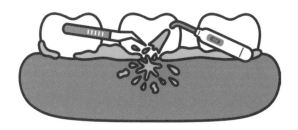

> **A) 최소 1년에 1번은 하셔야 합니다!**
> **권장해 드리고 싶은 주기는 1년에 2~3번입니다.**

보충 설명)

치석은 말씀드렸듯이 잇몸병도 생기게 하고, 입냄새도 나게 하는 나쁜 녀석입니다! 스케일링을 하시게 되면 이런 나쁜 치석을 없앨 수 있습니다. 최소 1년에 1번은 하시라는 것은 스케일링의 경우, 1년에 한 번 국가보험 적용을 받으실 수 있기 때문입니다(무료는 아니고, 원래의 비용보다 훨씬 저렴하게 스케일링을 받으실 수 있습니다). 23년 12월 31일에 스케일링 국가보험 혜택을 써서 스케일링을 받았다고 하더라도 그다음 날인 24년 1월 1일이 되면 해가 바뀌었기 때문에 또다시 스케일링 국가보험 혜택을 받을 수 있습니다.

스케일링은 최소 1년에 1회이고, 정석적으로 말씀을 드리면 1년에 2~3회 스케일링을 받으시는 게 제일 좋습니다. 하지만 요즘 사람들 얼마나 바쁩니까? 1년에 2~3번 가는 게 현실적으로 너무 힘드시다면 1년에 1번이라도 가시는 게 좋습니다.

개인적 견해로는 1년 3회 스케일링 + 하루 3번 양치&치실, 이두 가지만 지키시면 치과에서 크게 치료할 일이 없을 것입니다.

[참고] 평소 잇몸이 자주 부으시거나 으리~하게 아프시거나, 스케일링 시 피가 많이 나신다면 잇몸 상태가 좋지 않음을 뜻하므로 시간을 내셔서 1년에 2~3회 스케일링하러 가시는 것을 강력 권유드립니다

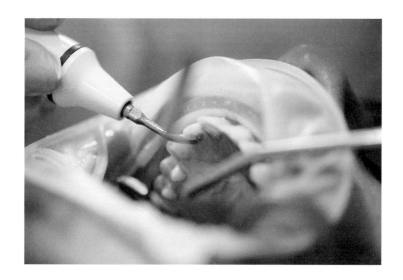

> **A) 1년 안에 1회 1만 5천 원,**

  1년 안에 2회째부터는 대략 5만 원 정도로 보시면 됩니다.

보충 설명)

1년에 1회는 스케일링 국가보험 적용을 받으시게 되므로 15,000 원 정도라 생각하시면 됩니다. 1년에 2회째부터는 국가보험이 적용 되지 않기 때문에 치과마다 차이가 있습니다만 대략 5만 원 정도라 생각하시면 됩니다.

> **A) 안 깨집니다. 안 갈립니다.**

보충 설명)

스케일링하고 나면 치아 사이가 벌어진 것 같은 느낌이 들 수 있습니다. 그래서 환자분들께서 '치아가 깨진 거 아니야?'라는 오해를 하실 수 있습니다. 하지만 이는 스케일링으로 치아 사이에 덮여있었던 나쁜 치석 녀석들이 떨어져 나가서 생긴 빈 부분을 벌어졌다고 오해하시는 경우가 많습니다.

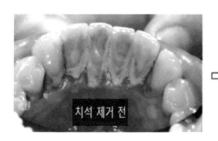

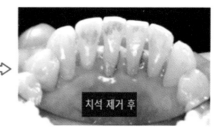

Q22) 잇몸이 붓고, 피나고 욱신거리면서 아파요. 집에서 관리하는 방법은 없나요?

> **A) - 헥사메딘 가글**

   - 음식물 찌꺼기 최대한 잘 제거

   - 스트레스 관리

   - 충분한 수면

보충 설명)

치과를 가시는 것을 권유드리지만, 피치 못해서 당분간 치과를 못 가는 상황이라면 다음의 방법을 쓰세요

① 헥사메딘 가글

약국에 가셔서 헥사메딘을 사신 후에(처방전 없이 살 수 있습니다.) 헥사메딘을 하루에 1번, 1분 동안 부은 부위를 위주로 가글 해주세요.

헥사메딘 가글의 주의점

- 1주일에서 10일 정도 연속으로 헥사메딘으로 가글하시고 한동안 멈추셔야 합니다.
  (헥사메딘 가글을 연속으로 10일을 넘게 하시면 치아나 혀가 검게 변색되는 부작용이 나타날 수 있습니다.)

- 1분 동안 가글 한 후 1시간 동안은 물이나 음식을 드시면 안 됩니다.
  (헥사메딘이 희석되어 효과가 줄어들기 때문입니다. 주무시기 전에 양치 후 1분 동안 헥사메딘으로 가글 하시고 물로 헹구지 마시고 바로 주무시는 것을 권유드립니다.)

---

② 칫솔질을 꼼꼼히 하시고, 치실과 구강 세정기(아쿠아픽, 워터픽 등)를 써서 음식물 찌꺼기를 최대한 잘 제거하셔야 합니다.

(음식물 찌꺼기가 잇몸 염증의 원인인 경우가 많기 때문입니다.)

③ 스트레스를 줄이셔야 합니다. 스트레스가 많아서 신경을 많이 쓰시면 몸에 면역 기능이 떨어져서 잇몸이 붓고 아픈 경우가 있습니다.

④ 수면을 충분히 취하셔야 합니다. 스트레스와 마찬가지로 수면이 충분치 않으면 몸에 면역 기능이 떨어져서 잇몸이 붓고 아픈 경우가 있습니다.

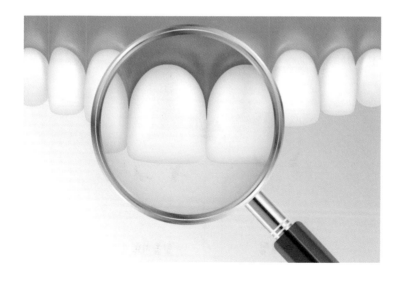

> **A) - 스케일링**

   - 잇몸 치료

보충 설명)

잇몸이 붓고 피나는 원인이 여러 가지이기 때문에 상황에 따라 다 다르지만, 보통 스케일링과 잇몸 치료를 먼저 하게 됩니다. (잇몸병의 원인의 대부분이 치아에 붙어있는 치석이기 때문입니다.)

스케일링과 잇몸 치료가 뭔지 대략적으로 설명해 드리면 스케일링은 잇몸 위쪽 치아 부분에 붙어있는 치석과 치태, 이물질을 없애서 깨끗하게 하는 것이고, 잇몸 치료는 잇몸 아래쪽 치아 부분에 붙어있는 치석과 치태, 이물질을 없애서 깨끗하게 하는 것이라 생각하시면 됩니다.

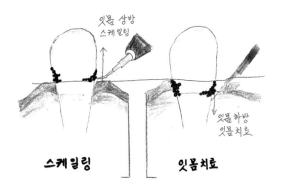

> **A) 잇몸 아래쪽의 치아 뿌리 옆부분에 붙어있는 염증, 치태,**
>
> **치석, 음식물 등을 기구를 이용해서 긁어내어 없애는 치료입니다.**

보충 설명)

스케일링과 비교해서 설명해 드리면 스케일링은 잇몸 위쪽에 있는 치석, 치태 등을 제거하는 치료이고, 잇몸 치료는 잇몸 아래쪽에 있는 치석, 치태 등을 제거하는 치료입니다.

잇몸병(치주염)의 원인 대부분이 잇몸 아래쪽의 치아 뿌리 옆부분에 붙어있는 치석 때문입니다. 잇몸 치료를 통해 원인이 되는 이 치석 녀석을 제거하면 잇몸이 붓거나 피가 나는 등의 증상이 호전되게 됩니다.

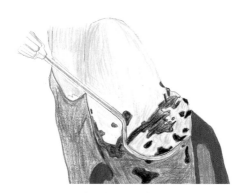

잇몸 치료 – 큐렛 치료

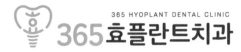

365 HYOPLANT DENTAL CLINIC

365효플란트치과

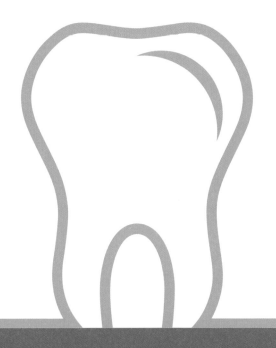

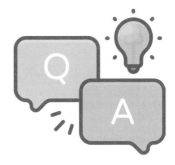

제 4 부

충치 치료 편

> **A) 네.**

보충 설명)

충치가 정지된 상태로 유지되는 경우도 있습니다(정지우식). 그런 경우 충치 치료를 하기보다는 불소 바르기(불소는 충치를 억제시켜요.) 정도를 하고 나서 진행되는지 안 되는지 좀 더 지켜보시는 것이 좋습니다. 하지만 충치가 진행되고 있음에도 치과 치료를 받지 않으면 충치가 깊어져서 신경 치료를 해야 할 가능성이 있으니 조심하셔야 합니다.

> **A) 충치 있는 부분을 갈아내기 → 갈아낸 부분 치과 재료로 메우기**

보충 설명)

좀 더 자세히 설명하자면

① 마취

충치의 깊이에 따라 마취를 할지 말지 결정합니다.

(충치의 깊이가 좁은 경우 마취를 하지 않고도 충치 치료하는 경우도 있습니다.)

② 충치 있는 부분 갈아내기

물이 나오고 위잉~ 하는 소리가 나는 기구(환자분들이 치과를 싫어하는 주범이죠.)로 충치 있는 부분을 갈아냅니다.

③ 갈아내면 비어있는 부분이 생기니까 그 비어있는 부분을 치과 재료(레진, GI, 아말감, 인레이 등)로 메웁니다.

④ 메운 부분을 부드럽게 다듬고 마무리하게 됩니다.

충치 치료 시 메울 때 쓰는 재료에는 어떤 게 있고, 뭐가 더
좋나요?

> **A) 대표적으로 레진과 GI가 있습니다. 보통은 레진이 더 좋습니다.**

보충 설명)

레진은 보험이 안 되는 재료이고, GI는 보험이 되는 재료입니다.

재료 자체의 성능(치아와의 결합이 잘 되는 정도, 마모에 잘 견디는 정도,
미관상 차이 등)은 레진이 GI보다 더 좋습니다. 특히, 색깔이 치아 색
과 비슷한 정도로는 레진이 GI보다 압도적으로 좋습니다.

하지만, 비용적인 측면에서는 GI가 유리합니다. 레진은 보험이 되
지 않는 재료라 약 5~15만 원 정도이고, GI는 보험이 되어서 약
1~2만 원 정도입니다.

> **A) 충치를 제거하고 생긴 공간을 어떻게 채우느냐에 따라 차이가 있습니다.**

본을 뜨지 않고, 환자 입안에서 직접 공간에 재료를 메운다
➡ 일반 충치 치료

본을 떠서 기공소에서 충전물을 만든 다음,
공간에 만든 충전물을 끼운다. ➡ 인레이 치료

보충 설명)

일반 충치 치료는 충치를 제거하고 생긴 공간을 따로 본뜨는 과정 없이 당일날 환자 입안에서 재료를 메우고 끝나는 치료이고, 인레이 치료는 충치를 제거하고 생긴 공간을 일단 본을 떠서 기공소에서 충전물을 제작한 뒤, 그 충전물을 공간에 끼워 넣어서 메우면 끝나는 치료입니다.

> **A) 치아를 깎고 나서 생긴 공간에 맞는 작은 기공물을**
> **기공소에서 만들어야 하는데, 그 과정이 며칠 걸리기 때문입니다.**

보충 설명)

충치가 있는 치아 부분을 깎고 나면 공간이 생기게 되는데요. 그 공간을 본을 떠서 기공소에 보내면 기공소에서 그 공간에 꼭 맞게끔 생긴 인레이 기공물을 만들어오게 됩니다. 그러면 인레이를 붙임으로써 인레이 치료가 끝나게 됩니다.

이때 인레이 기공물을 만드는 데 시간이 며칠 걸리기 때문에 당일에 치료가 끝나지 않는 것입니다. (반면, 레진 치료는 기공물을 만들지 않고 바로 치아에다가 레진을 짜서 넣은 다음 빛으로 굳혀버리기 때문에 충치를 제거한 당일 치료가 끝나는 것입니다.)

Q30) 충치 치료를 하고 나서도 충치가 다시 생길 수 있나요?

> **A) 네, 충치가 다시 생길 수 있습니다**(2차 충치라고 부릅니다).

보충 설명)

보통 충치 치료를 하게 되면 충치 있는 부분을 갈아서 없애고, 빈 부분을 금이나 레진 같은 재료로 메우게 되는데요. 시간이 오래 지나다 보면 이렇게 메워진 재료가 미세하게 깨지고 떨어질 수 있습니다. 그렇게 되면 그 틈에서 2차적으로 다시 충치가 생길 수 있습니다.

따라서 충치 치료를 하고도 정기적으로 검진하셔서 메워진 재료가 잘 붙어있는지, 2차 충치가 생기지 않았는지 확인해 보는 것이 중요합니다.

> **A) 네, 있습니다.**
>
> **보통 한 달 안에 증상이 사라지니 너무 걱정하지 마시고,**
>
> **한 달 정도는 기다려 보시는 게 좋습니다.**
>
> **만약 한 달 뒤에도 계속 불편하시면 충치 치료를 다시 하셔야 할**
>
> **가능성도 있습니다.**

보충 설명)

원인1. 일반적인 과민 상태

충치 치료할 때 충치를 제거하기 위해 치아를 갈아냅니다. 이렇게 갈아내는 과정에서 치아의 신경이 어느 정도 자극을 받게 되어 평소보다 과민해진 상태가 됩니다. 그래서 충치 치료 후에 시리고 아픈 경우가 있게 되는 것입니다. 이런 경우, 과민 상태가 자연스럽게 진정되도록 한 달 정도 기다리면 증상이 사라지게 됩니다.

원인2. 재료의 수축

충치를 제거하고 난 후 생긴 공간을 레진이라는 재료로 메우게 됩니다. 메운 후 레진을 굳히게 되는데요, 이때 레진 재료가 미세하게 수축하게 됩니다. 이 수축으로 인해 치아와 레진 사이에 미세한 틈이 생기게 되는데, 이 틈 때문에 시리고 아픈 경우가 있습니다. 이런 경우, 메운 레진을 제거하고 다시 조심스럽게 레진으로 메우던가, 아예 메우는 재료를 레진에서 GI라는 재료로 교체하기도 합니다(GI라는 재료는 레진에 비해 수축을 하지 않기 때문입니다).

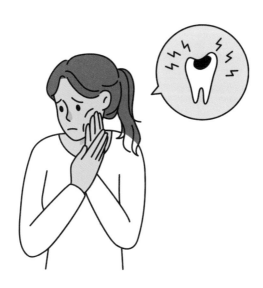

365 HYOPLANT DENTAL CLINIC

365효플란트치과

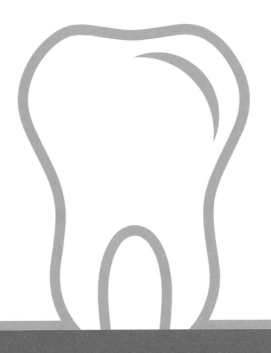

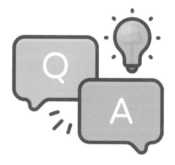

제 5 부

신경 치료 편

> **A) 치아의 신경관 안에 있는 세균과 오염된 신경을 제거,
> 소독하는 치료입니다.**

보충 설명)

신경 치료라는 것은 치아 뿌리에 있는 신경관이 이미 세균으로 오염되어 있다는 증거가 충분할 때, 신경관에 있는 세균을 제거하는 술식을 의미합니다. 이 과정에서 어쩔 수 없이 신경관 안에 있는 오염된 신경도 같이 제거가 됩니다.

신경 치료의 핵심은 신경관을 깨끗하게 소독하는 것입니다.

> **A)**

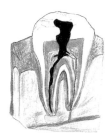

1. 충치를 제거한다

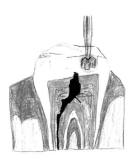

2. 신경관 안의 세균, 오염된 신경을 제거한다.

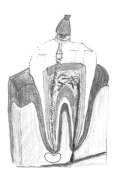

3. 신경관 안을 깨끗하게 액체로 소독한다.

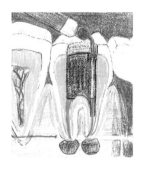

4. 신경관 안을 멸균된 봉(GP cone)으로 막는다.

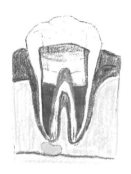

(그림의 보라색 부분이 GP cone)
5. 치아에서 신경치료 도중 갈아낸 부분을 레진 같은 재료로 막는다.

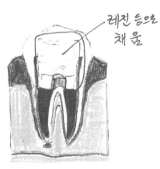

레진 등으로
채 움

6. 치아에 모자(크라운)를 씌울수 있도록 위해 치아 머리 테두리를 동그랗게 깎는다
7. 치아에 모자(크라운)을 씌운다

> **A) 4~6번 정도 가셔야 합니다.**
>
> **약 3~4주 정도 걸린다고 생각하시면 됩니다.**
>
> (치아 상태가 양호한 경우 2번으로도 마무리되는 경우도 있습니다.)

보충 설명)

신경 치료의 핵심은 신경관의 소독입니다. 치아에 있는 신경관은 큰 원기둥 모양으로 되어있을 것 같지만, 실제로는 큰 원기둥 모양의 신경과 그 주변으로 수많은 작은 신경 가지들이 분포한 구조입니다.

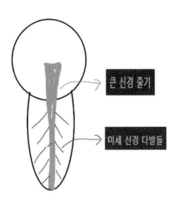

큰 신경 줄기

미세 신경 다발들

이런 작은 신경 가지들까지 충분히 소독하기 위해 여러 번의 신경 치료 과정이 필요합니다.

신경 치료하고 크라운을 꼭 씌워야 하나요? 그냥 안 씌우면 안 되나요?

> **A) 네, 보통 꼭 씌워야 합니다.**

보충 설명)

신경 치료를 하고 나서 크라운을 씌우는 이유는 크게 두 가지입니다.

첫 번째는 신경관이 또다시 세균 등의 이물질로 인해 오염되는 것을 막기 위함입니다. 크라운을 씌우지 않으면 미세한 틈으로 세균들이나 이물질들이 치아 안으로 들어갈 수 있습니다. 그렇게 되면 신경 치료를 통해 애써 깨끗하게 소독해 놓은 신경관이 다시 오염, 감염될 가능성이 있습니다.

두 번째는 신경 치료를 할 때 치아를 많이 갈아내게 되며, 신경 치료를 하고 나면 치아 뿌리에 혈액 공급이 없어지게 됩니다. 그래서 신경 치료한 치아는 일반 치아보다 깨지기 쉬워진 상태가 됩니다. 치아가 깨지는 것을 방지하기 위해 크라운을 씌우는 것이 필요합니다.

> **A) 메탈 크라운**

> **올세라믹 크라운**

> **PFM 크라운**

> **지르코니아 크라운**

> **금 크라운**

보충 설명)

메탈크라운: 금속(metal)

장점: 가격이 저렴 / 잘 파절되지 않음

단점: 치아 색이 아니고 은색이라 보기 좋지 않음

PFM 크라운: 안쪽은 메탈, 바깥쪽은 세라믹

장점: 가격이 저렴 / 바깥쪽에 있는 세라믹이 치아 색이라 보기 좋음

단점: 바깥쪽이 세라믹이라 잘 파절되기 쉬움(따라서 어금니같이 강한 힘을 받는 곳에는 PFM 크라운을 권하지 않음) / 시간이 지나 잇몸이 내려가면 PFM의 금속 부위가 보이게 되어 잇몸과 크라운 경계가 은색으로 보일 수 있음

올세라믹 크라운: 안쪽 바깥쪽 모두 세라믹

장점: 치아 색이라 보기 좋음

단점: 파절되기 쉬움

지르코니아 크라운: 지르코니아

장점: 지르코니아는 강도가 세서 파절 가능성이 낮음 / 치아 색이라 보기 좋음

단점: 비싼 편[메탈, 올세라믹, PFM보다 비싸고, 금 크라운보다는 저렴(요새 금값이 올라서 그렇습니다. 예전에는 지르코니아가 더 비쌌어요)] / 지르코니아 강도가 너무 센 바람에 맞닿는 상대 치아가 오히려 마모되거나 깨질 위험 있음

골드크라운: 금

장점: 금은 잘 펴지고 늘어나는 성질이 있어서 파절 가능성이 낮음 / 씹을수록 맞닿는 부분이 점점 더 자연스럽게 맞춰질 수 있어서 편함 / 금은 강도 자체가 센 건 아니라서 지르코니아와 다르게 맞닿는 상대 치아가 깨질 가능성도 낮음

단점: 비쌈 / 색깔이 금색이라 보기 좋지 않음(금니를 좋아하시는 분들도 있긴 합니다.)

올세라믹 크라운과 지르코니아 크라운 둘 다 하얀색인데 많이 다른가요?

> **A) 네, 다릅니다.**

　강도: 지르코니아 크라운 > 올세라믹 크라운

　비용: 지르코니아 크라운 > 올세라믹 크라운

보충 설명)

지르코니아와 올세라믹 둘 다 치아 색이라 비슷하다고 생각되지만, 실제로는 많이 다릅니다.

지르코니아가 올세라믹보다 훨씬 강도가 세서, 잘 깨지지 않습니다. 그래서 지르코니아에 강한 씹는 힘이 가해지더라도 잘 깨지지 않습니다. 따라서, 씹는 힘이 강하지 않은 앞니 부분에는 올세라믹 크라운을 하기도 하지만, 씹는 힘이 강한 어금니 부분에는 올세라믹 크라운으로 해버리면 깨져버리기 때문에 지르코니아 크라운을 권유해 드립니다. 재료 자체가 지르코니아가 좋으니 당연히 비용도 지르코니아가 올세라믹보다 더 비쌉니다.

> **A) 최대한 빨리 치과를 가서 다시 씌우셔야 합니다.** (시간 싸움입니다.)

보충 설명)

　최대한 빨리 치과에 가셔야 합니다. 시간이 너무 지나버리면 빠진 치아와 그 양옆 치아가 미세하게 움직여버려서 크라운을 다시 씌우기 힘들 수도 있기 때문입니다. 그렇게 되면 기존 크라운은 버리셔야 하고, 새 크라운을 만드셔야 합니다(비용이 다시 들게 됩니다).

　또한, 금 크라운이 빠진 경우, 빠진 금 크라운을 씹거나 발로 밟지 않도록 주의하셔야 합니다. 금은 쉽게 구부러지는 특징이 있어, 이렇게 씹어버리거나 밟아버리면 금니가 구부러져서 모양이 변해버리기 때문에 다시 씌우기가 어렵게 되어버립니다.

Q39) 크라운이 빠졌는데, 안에 치아머리도 같이 빠진 것 같아요. 어떻게 해야 하나요?

> **A) 안타깝지만 치아를 빼야 할 가능성이 큽니다.**

보충 설명)

모자를 씌우려면 머리가 있어야 합니다. 그런데 크라운 안에 머리가 같이 떨어져 나온 상태라면 머리 자체가 없어진 상태와 같습니다. 이런 경우, 모자를 씌우고 싶어도 머리가 없어서 씌울 수가 없습니다. 그래서 치아를 빼야 할 가능성이 크고, 빼게 되면 뺀 자리를 회복시키기 위해 임플란트를 하시거나 브릿지를 해야 할 수 있습니다.

(만약 치아머리 전부가 떨어진 게 아니고, 부분적으로만 떨어진 경우라면, 즉 치아머리의 일부가 남아있다면 떨어져 나간 부분을 인공적으로 만들어서 치아머리를 회복시킨 다음 크라운을 씌울 수도 있습니다.)

> **A)** 신경 치료를 마무리한 지 석 달이 지나지 않았다면

　➡ **좀 더 기다려 보셔야 합니다.**

　신경 치료를 마무리한 지 석 달이 지났다면

　➡ **재신경 치료 / 치근단 절제술 / 임플란트 방법이 있습니다.**

보충 설명)

　신경 치료를 마무리한 지 석 달이 지나지 않은 경우엔, 통증이 남아있더라도 조금 지켜보시는 것이 좋습니다. 치아뿌리 끝에 염증이 심하지 않았던 치아는 신경 치료 후에 통증이 적지만, 치아뿌리 끝에 염증이 심했던 치아는 신경 치료를 한 후에도, 뿌리 염증이 완전히 자가 치유되는 데 시간이 걸리기 때문에 통증이 있을 수 있습니다. 이런 경우는 정상적인 통증이므로 조금 더 지켜보시는 것이 좋습니다.

　신경 치료를 마무리한 지 석 달이 지난 경우엔 치아뿌리 끝에 다시 염증이 생겼을 가능성, 신경관이 재감염되었을 가능성 등이 있습니다. 이러한 경우에는 다시 신경 치료를 하시거나 치근단 쪽 치아뿌리를 잘라내는 치료를 하시거나(치근단 절제술), 아예 치아를 뽑고 임플란트를 하는 술식 등을 하셔야 합니다.

> **A) 최초 신경 치료의 성공률은 90% 정도,**
> **재신경 치료의 성공률은 70% 정도입니다.**

보충 설명)

최초의 신경 치료의 경우, 성공률이 꽤 높은 치료입니다(90% 정도). 하지만 재신경 치료의 경우 치료의 난이도도 더 높고, 성공률도 최초의 신경 치료보다 훨씬 낮습니다. 그래서 신경 치료를 한 치아가 다시 안 좋아진 경우 치아를 빼고 임플란트를 해야 할 가능성이 커집니다.

> **A)** ① **신경 치료 중인 치아로 딱딱한 것을 씹으면 안 됩니다.**

　② 신경 치료 중에 임시 약재가 빠진 경우

　최대한 빨리 치과에 다시 내원하셔야 합니다.

　③ 신경 치료 후에는 크라운을 씌워야 합니다.

보충 설명)

① 신경 치료 중인 치아로 딱딱한 것을 씹으면 안 됩니다.

신경 치료가 시작되면 치아의 중앙을 갈아내게 됩니다(중앙 부분을 갈아내어야 오염된 신경을 제거할 수 있기 때문에). 그리고 신경 치료가 끝나기 전까지는 갈아낸 중앙 부분을 임시 약재로 메우게 됩니다. 이 임시 약재의 강도가 약하기 때문에 신경 치료가 끝나기 전(크라운을 씌우기 전)까지는 치아의 강도가 매우 약한 상태입니다. 이 상태에서 딱딱한 음식물들을 씹어버린다면 치아가 부서질 수도 있으니 주의하셔야 합니다.

② 신경 치료 중에 임시 약재가 빠진 경우 최대한 빨리 치과에 다시 내원하셔야 합니다.

신경 치료 중인 치아에 임시 약재를 메워놓는 이유는 신경 치료로 깨끗하게 소독되고 있는 치아 안쪽 공간으로 침이나 음식물 등이 들어가지 말라고 메워놓는 것입니다(침이나 음식물이 들어가면 애써 깨끗하게 소독된 공간이 재오염되어 버립니다). 따라서 임시 약재가 빠진 경우, 소독되고 있는 안쪽 공간이 다시 오염되어 버렸을 가능성이 큽니다. 최대한 빨리 다시 치과에 내원하셔서 오염된 부분을 다시 깨끗하게 소독하고 임시 약재로 메워야 합니다.

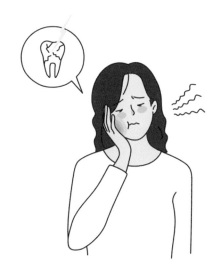

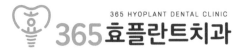

365 HYOPLANT DENTAL CLINIC

365효플란트치과

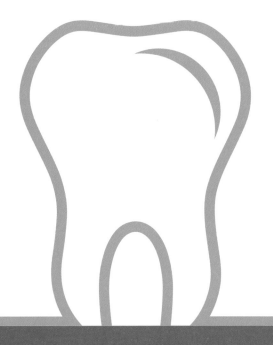

제 6 부

임플란트 편

> **A) 좋지 않은 전략입니다.**
>
> **빠진 치아 양옆 치아들이 쓰러질 수 있고,**
>
> **맞물려야 하는 치아**(대합치)**가 솟구쳐 올라갈 수 있습니다.**

보충 설명)

사람의 치아는 고정되어 있어 보이지만, 은근히 이동을 잘하는 녀석들입니다(우리가 잘 알고 있는 교정 치료도 '치아가 이동할 수 있다.'라는 것을 이용한 치료입니다).

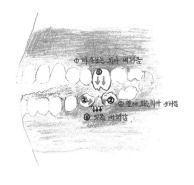

옆의 그림과 같이 중간에 치아가 비어있게 되면 양옆 치아들이 비어있는 공간으로 쓰러지게 되고, 맞물려야 하는 치아가 맞물리는 힘을 받지 못하면 받쳐주는 힘이 없기 때문에 솟구치게 됩니다(정출). 그러면 치아의 부정교합이 심해지게 되고, 씹는 효율이 많이 떨어집니다. 시간이 많이 지나 치료를 하려고 보면 쓰러진 치아들 때문에 대공사를 해야 할 가능성이 있습니다.

❯ A) 턱뼈에 임플란트 뿌리를 심는다

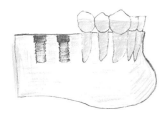

➡ 3개월정도 기다린다
➡ 임플란트 머리를 붙인다

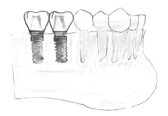

(대략적으로 이런식으로 진행됩니다)

보충 설명)

일단 턱뼈(=치조골=잇몸뼈)에 임플란트 뿌리(implant fixture)를 심습니다. 임플란트 뿌리가 턱뼈에 짱짱하게 잘 붙을 수 있도록 약 3개월 정도 기다리게 됩니다. 임플란트 뿌리가 턱뼈에 잘 붙었다면 이제 임플란트 뿌리가 씹는 힘을 잘 버틸 수 있게 된 상태가 되었다는 뜻이므로 그 위에 치아머리가 올라가게 됩니다.

> **A) 보통 3개월이 걸립니다.**

보충 설명)

임플란트 뿌리를 턱뼈에 심고 난 후에 임플란트 뿌리가 잇몸뼈에 잘 융합될 때까지가 약 3개월 정도 걸리게 됩니다. 그렇게 되면 씹는 힘이 임플란트에 가해져도 잘 버틸 수 있게 되기 때문에 임플란트 머리를 만들어서 씹을 수 있도록 하게 됩니다.

> **A) 가능합니다. 단, 모든 경우에 가능한 것은 아닙니다.**

보충 설명)

많은 경우에서 치아를 빼고 그날 바로 임플란트 심는 것이 가능합니다. 하지만

　- 치아를 뺀 자리에 염증이 너무 많이 차있는 경우

　- 치아를 뺀 자리에 뼈가 너무 없는 경우

이런 경우들에서는 치아를 빼고 바로 임플란트를 심지 않고, 3개월 정도 치유되기를 기다렸다가 임플란트를 하는 것이 더 안전합니다.

> **A) 보통 10년 정도 쓰신다고 보면 됩니다.**

보충 설명)

보통 10년 정도라고 생각하시면 되나, 개인마다 관리를 어떻게 했느냐에 따라 임플란트 수명이 아주 많이 달라집니다.

> **A) 가이드 임플란트, 내비게이션 임플란트, 디지털 임플란트**
> **동일한 말입니다. 임플란트 수술을 할 때 마우스피스같이 생긴**
> **가이드를 끼운 채로 수술하는 것을 말합니다.**

보충 설명)

임플란트 수술을 하기 전에 의사는 환자의 턱뼈 사진을 보면서

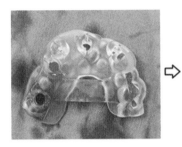 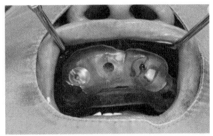

왼쪽 가이드 장치를 환자 입안에 끼우고 수술을 진행합니다.

임플란트를 어디에 심을지 정합니다(뼈가 두껍고 밀도가 좋은 부분에 임플란트를 심기 위해서입니다). 그 후 임플란트 수술에 들어가게 되는데, 수술할 때 '가이드'라는 장치를 환자의 입안에 끼운 채로 진행하면 그것을 가이드 임플란트(=내비게이션 임플란트=디지털 임플란트)라고 부릅니다.

일반적인 임플란트 수술의 경우, 의사는 '가이드' 장치를 환자의

입안에 끼우지 않고, '가이드' 장치의 도움 없이 자신의 눈과 손으로 최선을 다해 계획한 임플란트 식립 위치에 임플란트가 심어질 수 있도록 수술을 진행합니다. 하지만 의사가 로봇이 아니기 때문에 처음 계획했던 위치와 완벽히 똑같은 위치에 임플란트를 심을 수 있는 것은 아니고, 근접한 위치에 심게 됩니다(수술 실력이 좋을수록 근접한 정도가 높아집니다).

반면 가이드 임플란트 수술의 경우, 의사가 처음에 계획한 식립 위치에 임플란트가 심어질 수 있도록 구멍이 뚫린 가이드라는 장치를 수술 전에 만든 후, 그 가이드를 환자 입에 끼우고 수술을 진행하게 됩니다. 그 가이드에는 구멍이 뚫려있어 그 구멍으로 임플란트를 식립할 수 있게 됩니다. 그렇게 되면 처음 계획했던 위치와 거의 똑같은 위치에 임플란트를 심을 수 있게 됩니다.

> **A) 네. 입을 크게 벌리지 못하는 환자의 경우 불가능할 수도 있습니다.**

보충 설명)

가이드 임플란트 수술은 '가이드'라는 장치를 환자의 입안에 끼운 채로 수술이 진행됩니다. 두꺼운 '가이드' 장치가 환자의 입안에 있는 상태이기 때문에 필연적으로 환자가 입을 크게 벌려야 수술 도구들이 입안에 들어갈 수 있습니다. 그런데 환자분 중에서는 입 벌리는 게 선천적으로 도저히 안 되시는 분들이 있습니다. 이런 경우에는 '가이드' 장치를 끼운 상태에서 수술 도구가 들어가는 것 자체가 힘들기 때문에 물리적인 공간의 제약으로 인해 수술이 불가하게 됩니다.

(하지만 이런 경우는 드물어서 대부분의 경우는 다 가능하다고 생각하시면 됩니다.)

> **A) 임플란트 수술을 할 때 잇몸을 째지 않고**(무절개)
> **수술을 한다는 뜻입니다.**

보충 설명)

일반적으로는 임플란트 수술할 때 잇몸을 쨈 후에 잇몸을 벌려서 뼈의 위치나 모양을 확인한 후에 임플란트를 식립하게 됩니다. 이렇게 굳이 잇몸을 째서 뼈의 위치, 모양을 확인하는 이유는 의사 입장에서 눈으로 직접 뼈 형태를 보면서 임플란트를 심어야 뼈진이 좋은 위치에 임플란트가 심길 가능성이 크기 때문입니다.

하지만 뼈가 전체적으로 다 두껍고 좋으셔서 굳이 잇몸을 째지 않고 수술을 해도 안전하다고 판단되는 경우나 가이드 임플란트 수술인 경우에는(물론 가이드 임플란트 수술이어도 절개를 하는 경우도 간혹 있습니다.) 잇몸을 째지 않고 임플란트 수술을 진행하게 되는데, 이를 무절개 임플란트 수술이라고 합니다.

[참고] 가이드 임플란트 수술과 무절개 임플란트 수술은 동의어가 아닙니다. 가이드 임플란트를 하는 경우 대부분 무절개로 하기 때문에 그렇게 혼용해서 쓰는 경우가 많은데, 가이드 임플란트 수술이라고 하더라도 절개를 하는 경우도 있어, 엄밀히는 동의어가 아

납니다.

가이드 임플란트 = 수술할 때 가이드 장치를 쓴다.

무절개 임플란트 = 수술할 때 잇몸 절개를 하지 않는다.

가이드 임플란트를 할 때 무절개 임플란트 방법으로 하는 경우가 많다.

이 정도로 정리할 수 있겠습니다.

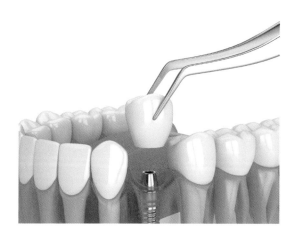

Q51)   임플란트 할 때, 수면 마취를 하기도 하나요?

> **A) 네, 종종 있습니다.**

보충 설명)

치과에 공포심이 심한 분들은 수면 마취를 하여 치료를 받으시기도 합니다.

수면 마취를 유도하는 방법은 여러 가지라 병원마다 택하는 방법이 다릅니다. 대표적으로 사용하는 방법은 크게

– 미다졸람 등의 약물을 주사하여 진정시키는 방법

– N2O 가스를 마시게 하여 진정시키는 방법

두 가지 정도가 있습니다.

(드라마에서 큰 수술할 때 환자가 잠들어있는 장면은 전신마취를 한 모습입니다. 하지만 임플란트를 할 때 전신마취까지 하는 경우는 거의 없습니다.)

Q52) 임플란트 할 때 뼈이식은 왜 해야 하는 건가요?

> **A) 임플란트 주위로 뼈가 잘 덮여야 짱짱하게 고정이 되기 때문입니다.**

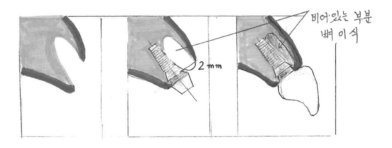

보충 설명)

임플란트는 뼈에 박히는 구조입니다. 임플란트 주위로 뼈가 올바르게 다 둘러싸고 있는 상태여야 임플란트가 씹는 힘을 잘 버틸 수 있는 상태가 되는 것입니다.

뼈가 얇거나 깊지 못하신 분들이 임플란트를 하게 되면 임플란트 주위로 뼈가 다 둘러싸지 못하는 경우가 있습니다. 그렇게 되면 임플란트가 짱짱하게 고정이 되지 못하게 되기 때문에 둘러싸이지 못한 부분을 인공 뼈를 이식해서 보충을 해줘야 합니다.

Q53) 뼈이식과 임플란트 심는 것이 같은 날 진행되나요? 아니면 시간 차를 두고 진행되나요?

> **A) 보통은 임플란트 식립과 뼈이식이 같은 날 진행됩니다.**
>
> **하지만 뼈가 너무 부족한 경우에는 뼈이식만 먼저 하고**
>
> **2~3개월 기다린 후 임플란트 식립을 진행하기도 합니다.**

보충 설명)

보통 분들은 아무리 뼈가 없어도 임플란트 뿌리가 심길 뼈 정도는 남아있기에, 같은 날 임플란트 뿌리를 심고, 심긴 임플란트 뿌리 주변의 뼈로 둘러싸이지 못한 부분을 인공 뼈로 이식하는 과정을 진행합니다.

그런데 임플란트 뿌리가 심길 수 없을 정도로 뼈진이 안 좋은 경우에는 임플란트 뿌리를 심는 것 자체가 안 되므로, 뼈이식을 먼저 하고, 몇 개월 기다려서 임플란트 뿌리가 심길 만큼의 뼈 두께를 확보한 뒤에 임플란트 뿌리를 심는 방법으로 진행합니다.

> **A) 광대 쪽에 상악동이라는 공간이 있는데,**

  그 공간의 바닥을 위로 올린 후 올려진 만큼의 공간에

  뼈이식을 하는 것을 말합니다.

보충 설명)

어금니 쪽 부분의 위턱뼈 위에는 상악동이라는 공간이 있습니다.

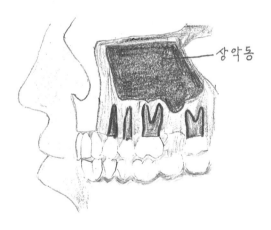

이 공간에는 뼈가 없습니다. 따라서 위턱뼈에 임플란트를 심을 때
는 상악동 아래쪽에 있는 위턱뼈 부분에 심을 수밖에 없습니다. 그
런데 상악동 아래에 위턱뼈의 두께가 얇은 분들이 있습니다. 이런

경우, 두께가 얇아 뼈가 부족하기 때문에 임플란트를 뼈에 박기가 힘들게 됩니다. 그래서 임플란트를 식립하기 전에 상악동 바닥을 올리고, 올린 만큼의 공간에 뼈이식을 하여 위턱뼈의 두께를 늘려서 임플란트 식립이 가능하도록 하는 과정을 추가로 진행합니다. 이 과정을 상악동 거상술이라고 합니다.

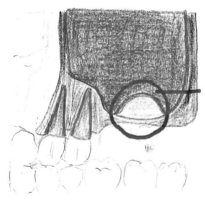

상악동 바닥을 올리고, 뼈이식 하여 뼈두께가 두꺼워짐

> **A) 보통은 2~3개의 임플란트를 심습니다.**

　(임플란트가 심기지 않은 부분은 가짜 치아로 연결해서

　치아가 4개로 보이게끔 합니다.)

보충 설명)

　교과서적으로는 4개 치아가 없을 때 4개 임플란트를 다 하는 게 좋긴 합니다만, 비용적인 측면도 고려해야 하므로 2~3개 정도 임플란트 식립을 권합니다.

　앞니 부분은 보통 4개 치아가 없을 때, 양 사이드에 1개씩 해서 총 2개의 임플란트를 하게 됩니다(앞니 부분은 씹는 힘이 약해서 2개의 임플란트로도 버틸 수 있는 것입니다). 임플란트가 없는 중간 2개 치아 부분은 가짜 치아로 연결해서 4개 치아로 보이게끔 합니다.

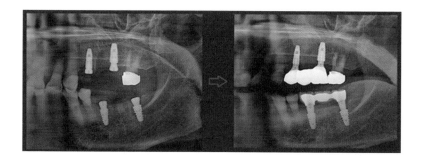

어금니 부분은 보통 4개 치아가 없을 때, 양 사이드에 1개씩 하여 총 2개의 임플란트를 하거나 양 사이드에 1개, 중간 부분에 1개를 추가해서 총 3개의 임플란트를 하게 됩니다(중간 부분에 1개를 추가하는 이유는 어금니 부분은 씹는 힘이 강해서 임플란트가 씹는 힘을 잘 버티게 하기 위해서 개수를 하나 늘리는 것입니다).

치아가 하나도 없는 상황에서 치아를 복원시키려면
임플란트를 몇 개 넣어야 하나요?

> **A) 위턱- 6~10개**

 아래턱- 6~10개

 총 12~20개

보충 설명)

사람의 치아는 위턱에 14개, 아래턱에 14개가 있습니다(사랑니를 제외한 개수입니다). 그렇다고 치아가 하나도 없는 분들에게 임플란트를 14개씩 하는 경우는 거의 없습니다.

보통의 경우 위턱에 8개의 임플란트, 아래턱에 8개의 임플란트를 심어서 중간중간에는 임플란트 뿌리 없이 치아들을 연결시켜서 하는 방법으로 치아를 재건하게 됩니다.

A) 임플란트 시술은 비보험 치료이기 때문입니다

(예외로 65세 이상 분들에 대해서는 평생 2개까지 보험 적용이 됩니다).

보충 설명)

임플란트 시술은 국가에서 보험 적용을 하지 않는 술식입니다. 즉, 비보험 치료이기 때문에 가격이 정해져 있지 않아 치과마다 내규에 따라 임플란트 수가(가격)를 정하게 됩니다.

또한 임플란트 브랜드가 한 종류가 아니라 여러 가지가 있습니다. 오스템, 메가젠, 스트라우만, 디오, 네오, 탑플란트 등등이 있는데, 이러한 브랜드마다 각각 다른 비용이 발생하게 됩니다.

> **A) - 만 65세 이상**
>
> **- 치아가 하나라도 있는 상태여야 함**
>
> **- 임플란트 머리 부분의 재료는 환자가 선택할 수 없고,**
>
> **PFM 재료로만 해야 함**
>
> **- 평생 임플란트 2개까지 적용 가능**
>
> **- 비용 30~40만 원대**

(24년 1월 기준)

보충 설명)

치아가 하나도 없는 상태이면 적용받을 수 없습니다(저도 왜 이런 조건이 있는지 이유는 잘 모르겠습니다).

임플란트 머리 부분의 재료는 지르코니아, 금, 메탈, PFM 등등 여러 가지가 있어, 환자분이 선택할 수 있습니다. 하지만 보험 임플란트를 하시는 경우에는 환자분이 재료를 선택할 수 없고, PFM으로밖에 할 수 없습니다. PFM이라는 것은 안쪽은 금속으로 되어있고, 바깥쪽은 치아 색 나는 도자기로 되어있는 크라운을 말합니다.

매년 2개까지 적용 가능한 것이 아니라 평생 2개까지 적용 가능한 것입니다(최근 개수를 평생 2개에서 평생 4개까지 보장을 확대할 수도 있다는 뉴스가 나오고 있습니다).

> **A) 네, 할 수 없는 경우도 있습니다.** (하지만 대부분은 가능합니다.)

보충 설명)

임플란트를 할 수 있는지 없는지는 턱뼈(=치조골)가 얼마나 두껍냐에 달려있습니다. 턱뼈가 너무 얇으면 임플란트가 불가능할 수 있습니다. 임플란트 치료의 기본 원리는 임플란트 나사를 턱뼈에 박아 넣는 것입니다. 따라서 턱뼈가 두꺼운 경우, 임플란트 나사를 깊게 박아 넣을 수 있으므로 임플란트 하기가 쉽고, 턱뼈가 얇은 경우 임플란트 나사를 충분히 깊게 박아 넣을 수 없으므로 임플란트 하기가 어렵습니다.

(이런 경우 뼈이식을 하여 부족한 뼈 두께를 보강해서 임플란트를 하기도 합니다.)

특히 위턱의 경우 상악동(코 주변의 공기주머니) 아래쪽의 뼈 폭이 얼마나 두꺼운지가 중요한 고려 사항이고, 아래턱의 경우 하치조 신경(아래턱의 신경을 좌우하는 신경) 위쪽의 뼈 폭이 얼마나 두꺼운지가 중요한 고려 사항이 됩니다.

임플란트가 불가능한 경우에 대한 대책은 틀니를 하거나 브릿지를 하는 것(양옆 치아가 있어야 브릿지가 가능)입니다.

> **A) 보통 만 18세부터 할 수 있습니다.**

보충 설명)

턱뼈의 성장이 보통은 만 18세에는 끝나게 되므로 그때쯤부터 임플란트가 가능하게 됩니다.

만약 18세 전에 치아가 빠지게 된 경우에는 임플란트를 할 수 없으므로, 18세가 될 때까지 유지 장치를 사용해서 주변 치아들이 제멋대로 움직이지 않도록 잘 고정시켜 주다가 18세가 되면 임플란트를 하면 됩니다.

좀 더 자세히 설명해 드리자면 하나의 치아가 빠지게 되면

① 빠진 치아 양옆의 치아들이 빈 곳으로 쓰러지고,

② 빠진 치아와 예전에 물렸던 치아(=대합치)가 윗니의 경우 밑으로 내려오게 되고, 아랫니의 경우 위로 솟구치게 됩니다.

따라서 이런 움직임들을 방지하기 위해 유지 장치를 사용해야 합니다.

Q61) 고혈압이 있으면 임플란트를 못 하나요?

> **A) 아닙니다. 대부분 고혈압이 있더라도 가능합니다.**

보충 설명)

*주의해야 하는 경우

① 수축기 혈압이 180 이상이거나 이완기 혈압이 110 이상인 경우
➡ 내과 의사 선생님과 협진을 하여 임플란트 수술을 계획해야 합니다.

② 아스피린을 드시는 경우 ➡ 내과 의사 선생님과 협진하여 5~7일 정도 약을 끊은 후 수술을 들어가게 됩니다.

③ 와파린을 드시는 경우 ➡ 내과 의사 선생님과 협진하여 2~3일 정도 약을 끊은 후 수술을 들어가게 됩니다.

> **A) 대부분 가능합니다.**

보충 설명)

당뇨 환자시더라도 조절되는 당뇨의 경우에는 일반분들과 임플란트 성공률에 거의 차이가 없습니다. 하지만 조절되지 않는 당뇨의 경우에는 임플란트 성공률이 떨어지게 됩니다.

따라서

– 당 수치가 200~250 이상

– 당화혈색소(HbA1C)가 10 이상

인 경우에는 당 조절이 잘 될 때까지 임플란트 치료를 미루는 것이 좋습니다.

> **A) 할 수 있습니다. 단, 골다공증 약**(주사)**을 드셨다면**
> **약을 끊고 좀 기다렸다가 임플란트를 하셔야 합니다.**

- 골다공증이 있으신데 골다공증 약(주사)**을 안 드셨다**

➡ **대부분 임플란트 가능합니다.**

- 골다공증이 있으신데 골다공증 약(주사)**을 드셨다**

➡ **약**(주사)**을 끊고, 2~3개월 기다리셔야 임플란트 가능합니다.**

보충 설명)

골다공증 환자분들의 경우 치료를 위해 약을 드시거나 주사를 맞게 되는데요. 그러한 약물이나 주사를 맞으신 후 곧바로 발치나 임플란트 등을 하게 되었을 때 골이 괴사되는 현상(MRONJ 또는 BRONJ라 부릅니다.) 등의 부작용이 생길 수 있습니다. 그래서 보통 골다공증 약물이나 주사를 맞으신 후 2~3개월 정도 기다린 후에 발치나 임플란트 등을 진행하게 됩니다. 또한 치과 치료를 진행하고 나서 또다시 2~3개월 정도 기다린 후에 골다공증 약물이나 주사를 맞아야 부작용의 가능성이 낮습니다

Q64) 임플란트 수술 후에 주의 사항이 뭔가요?

> **A) 수술 직후의 주의 사항과**
>
> **일반적인 주의 사항을 나눠서 설명해 드리겠습니다.**

임플란트 수술 직후의 주의 사항들

- 거즈를 두 시간 동안 적당한 강도로 물고 계셔야 합니다.

  (너무 꽉 물고 계시면 임플란트에 과도한 힘이 가해져서 안 됩니다!)
- 2일 정도 얼음찜질을 하셔야 합니다.
- 피나 침은 뱉지 마시고 삼키시면 됩니다 (지혈을 위해서입니다).
- 빨대를 사용하시면 안 됩니다(지혈을 위해서입니다).
- 심한 운동을 하시면 안 됩니다.
- 사우나를 하시면 안 됩니다.
- 뜨거운 것을 드시면 안 됩니다.
- 매운 것을 드시면 안 됩니다.

임플란트 성공률을 높이기 위해 중요한 주의 사항들

- 수술 후 최소 2주 동안 담배를 끊으셔야 합니다.
- 수술 후 최소 2주 동안 술을 끊으셔야 합니다.
- 수술 부위를 손가락이나 혀로 만지면 안 됩니다.
- 식사를 하실 때 수술 부위로 깍두기같이 단단한 게 걸린 채 꽉 씹지 않도록 주의하셔야 합니다.
- 치아가 없어 힘들겠지만, 식사를 잘하셔야 합니다.

> **A) 최소 2주 동안은 피시면 안 됩니다.**

　(꼭 지켜주시기를 권유해 드립니다!)

보충 설명)

　제발 제발 최소 2주라도 피시면 안 됩니다. (마음 같아서는 끊으라고 말씀드리고 싶지만 이게 현실이지 않다는 것을 알기에 최소 2주라도 끊으시라 말씀드리는 것입니다.)

　담배를 피우게 되면 임플란트 실패율이 최대 15배 이상 높아지게 됩니다. 담배 끊기가 얼마나 힘든지 잘 압니다. 하지만 흡연자와 금연자의 임플란트 성공률이 너무나도 다르기에 제가 이렇게 끊으시라고밖에 말씀드릴 수 없는 것을 이해 바랍니다.

Q66) 술 임플란트 하고 며칠 뒤부터 먹어도 되나요?

> **A) 최소 2주는 음주를 피하시는 것이 좋습니다만,**
>
> **정말 정말 드시고 싶어서 미치겠는 경우에는**
>
> **1주 정도만 피하시고 조금만 드세요.**

보충 설명)

술을 드시게 되면 면역력이 떨어져서 수술 후 회복력이 떨어지게 되며, 염증이 더 잘 생기게 됩니다. 염증이 계속 생기게 되면 결국 임플란트가 실패할 수 있습니다. 그러니 최소 2주 정도는 피하시는 게 좋습니다.

(개인적으로는 담배는 절대 절대 피우지 말라고 말씀드리는 반면 술에 대해서는 그렇게까지 완강하게 말씀드리지는 않습니다.)

> **A) 칫솔질을 잘하셔야 합니다.**

   구강 세정기(워터픽 같은 것들) **또는 치실 또는 치간칫솔로**

   임플란트 사이사이를 매일 청결하게 해주셔야 합니다.

   3~6개월에 한 번씩 임플란트 한 곳을

   부분 스케일링을 해주셔야 합니다.

보충 설명)

임플란트를 어떻게 관리하시느냐에 따라 수명이 달라집니다. 임플란트는 치아가 아니기에 충치가 생기지는 않습니다. 하지만 양치를 제대로 안 하고 스케일링도 주기적으로 하지 않으시면 임플란트 주변에 치태나 이물질 등이 생기게 됩니다. 그렇게 되면 임플란트 주변에서 염증(=임플란트 주위염)이 생겨서 임플란트를 감싸고 있는 뼈가 녹게 됩니다. 그래서 결국 임플란트를 빼야 하는 상황에 이를 수 있습니다. 특히 임플란트 주위염의 경우, 자연 치아의 치주염과 다르게 자각 증상도 없고, 더 빠르게 진행되기 때문에 아프지 않다고 방심하시면 절대 안 됩니다!

따라서 칫솔질, 구강 세정기, 치실, 치간칫솔을 잘 사용하셔서 임플란트 주위에 이물질이 끼지 않도록 집에서 잘 관리하시고, 3~6

개월에 한 번씩 치과에 가셔서 임플란트 하신 부분을 스케일링하여 더 섬세하게 이물질 관리를 해주시면 오랫동안 잘 쓰실 수 있게 됩니다.

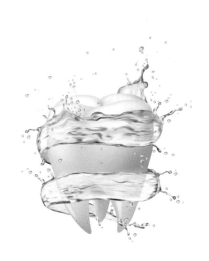

> **A) 구멍에 메워놨던 레진이 빠졌을 가능성이 큽니다.**
큰 문제가 아니고 그냥 치과 가셔서 다시 붙이시면 됩니다.

보충 설명)

보통은 큰 문제가 아니니 걱정하지 않으셔도 됩니다.

이유가 복잡해서 좀 장황하게 설명을 해드리겠습니다. 임플란트
머리를 만들 때 구멍을 뚫어놓습니다.

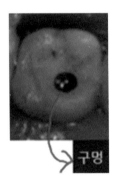

임플란트 내부에 문제가 생겼을 때 드라이버
를 이용해서 임플란트 내부를 분해해서 어디
가 고장 났는지 체크하게 되는데, 이때 그 드라
이버가 들어갈 수 있도록 미리 구멍을 뚫어놓
는 것입니다. 하지만 평소에는 이 구멍이 뚫린
채로 놔두면 환자분들이 불편해하시기 때문에
구멍을 레진이라는 재료로 메워두게 됩니다. 이때 레진을 메울 때
일부러 강한 접착제가 아닌 약한 접착제로 붙여놓게 됩니다. 이유
는 임플란트 내부에 문제가 생겼을 때 빨리 그 구멍에 메워진 레진
을 떼고 그 구멍으로 드라이버를 이용해 수리를 해야 하는데, 너무

센 접착제를 사용해서 메워둬 버리면 레진을 떼는 게 힘들어져서 종국적으로 수리가 힘들어져 버리기 때문입니다. 즉, 수리해야 할 상황을 대비해서 일부러 약하게 구멍을 메워놓는 것입니다. 아이러니하게도 약하게 메워놓았기 때문에 메워놓은 레진이 잘 빠지는 부작용이 생기게 됩니다. 치과의사 선생님들도 이 부작용에 대해서는 잘 인지하고 있으나 그렇다고 강하게 구멍을 메우면 수리의 편의성이 떨어지기 때문에 레진이 떨어지면 그때그때 다시 메워드리는 식으로 치료를 해드립니다.

> **A) - 신경 손상**
>
> **- 상악동염**
>
> **- 임플란트 주위염**

등이 있습니다.

보충 설명)

– 신경관 손상

아래턱에 임플란트를 심는 경우에 생길 수 있는 부작용입니다.

아래턱에는 하치조 신경이라는 큰 신경이 지나가게 되는데

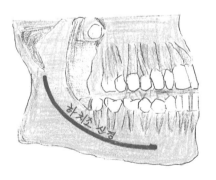

임플란트를 심을 때 방향이나 깊이가 잘 안 맞는 경우 그 신경에

손상을 줄 수 있습니다. 그렇게 되면 마취가 덜 풀린 느낌 등의 부작용이 생길 수 있습니다.

- 상악동염

위턱에 임플란트를 심는 경우에 생길 수 있는 부작용입니다. 위턱에는 상악동이라는 공기주머니가 있습니다. 이곳에 임플란트나 뼈이식을 한 경우 드물게, 감염이 일어나서 상악동에 염증이 생기는 상악동염이 생길 수 있습니다.

- 임플란트 주위염

임플란트 뿌리 주위에 염증이 생기는 부작용입니다.

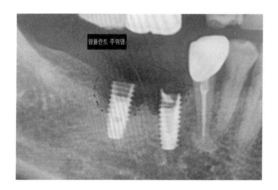

보통은 임플란트 주위로 음식물 등이 끼었을 때 잘 청소해 주지 않으면 생기게 됩니다.

임플란트 수술 후에 신경이 손상된 경우에는 어떻게 치료하게 되나요?

> **A) 스테로이드 약물 사용**

　　비타민B12 사용

　　전기침 자극요법

　　온찜질

　　마사지

　　신경이식

보충 설명)

　보통은 6개월~12개월 안에 손상된 신경이 회복되게 됩니다만, 손상의 정도가 심한 경우에는 신경이식 등의 수술을 통해 신경을 회복시키는 치료를 하기도 합니다.

> **A)** ① 나사가 풀린 부분을 다시 조이기

　② 임플란트 주위에 생긴 염증을 치료하기

　③ 임플란트를 제거하고 임플란트를 다시 심기

보충 설명)

임플란트가 흔들리는 이유에는 여러 가지가 있습니다.

이유1) 스크류의 풀림

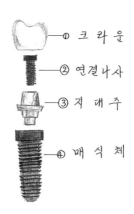

임플란트 뿌리(fixture)와 임플란트 머리는 보통 나사로 조임으로써 연결되어 있습니다. 시간이 지나면 이 나사가 조금씩 풀릴 수 있습니다. 그러면 나사가 풀려서 임플란트 뿌리 부분과 임플란트 머리 부분의 연결이 짱짱하지 않게 되어 흔들리게 됩니다. 이런 경우 간단히 나사를 다시 조여줌으로써 흔들리는 것을 해결할 수 있습니다.

③ 지대주와 ④ 임플란트 뿌리가 ② 나사로 조여있는데, 이 나사 조임이 풀리면 ③ 지대주와 ④ 임플란트 뿌리의 연결이 풀어져서 흔들릴 수 있는 것입니다.

① 크 라 운

② 연 결 나 사

③ 지 대 주

④ 매 식 체

이유2) 임플란트 뿌리(fixture) 주변의 염증

임플란트 뿌리 주변에 염증(=임플란트 주위염)이 생긴 경우, 임플란트 뿌리 주변을 감싸는 뼈가 녹게 됩니다. 그렇게 되면 임플란트를 잡아주는 뼈 면적이 줄어들기 때문에 흔들릴 수 있습니다. 이 경우는 간단한 문제가 아닙니다. 일단은 임플란트 주위염을 긁어내고 약물을 주입하는 식으로 치료를 해볼 수 있습니다. 그렇게 하여도 별 차도가 없는 경우에는 하는 수 없이 임플란트를 제거하고 다시 심어야 할 수도 있습니다.

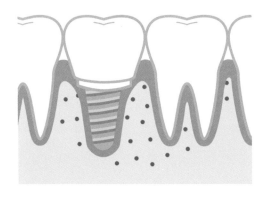

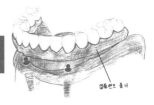

Q72) 임플란트 틀니가 뭔가요?

> **A) 일반 틀니보다 좀 더 고정이 잘 되는 틀니입니다.**
> **흔히 말씀하시는 똑딱이 틀니를 말합니다.**

보충 설명)

임플란트 뿌리를 2~4개 정도 식립한 다음, 뿌리 위에 단추나 자석을 끼우게 됩니다. (일반 임플란트는 뿌리 위에 치아를 끼우게 되는 것과 차이 나는 부분입니다.) 그리고 틀니에도 단추나 자석을 끼웁니다. 그렇게 되면 틀니의 단추와 임플란트 뿌리 위의 단추가 딸각 하고 맞춰지게 됩니다.

일반 틀니의 경우, 틀니가 잇몸에 둥둥 떠있는 형태라 아무래도 틀니가 그 자리에 잘 고정되기가 힘듭니다. 그래서 웃으시거나 말씀하시거나, 음식을 드실 때 틀니가 빠지는 경우가 있는 것입니다. 반면, 임플란트 틀니는 단추나 자석이라는 고정력이 추가되기 때문에 틀니가 빠지는 것을 좀 더 막아주게 됩니다.

(하지만 일반 틀니보다 고정력이 좋다는 것이지, 기본적인 원리 자체가 임플란트 치아와 같이 고정된 것이 아니고 뺐다 꼈다 할 수 있는 틀니이다 보니, 항상 고정되어 자신의 치아처럼 사용하는 임플란트보다는 만족감이 낮은 게 사실입니다. 그냥 좀 더 개선된 틀니 정도라고 생각하시면 됩니다.)

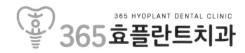

365 HYOPLANT DENTAL CLINIC

365효플란트치과

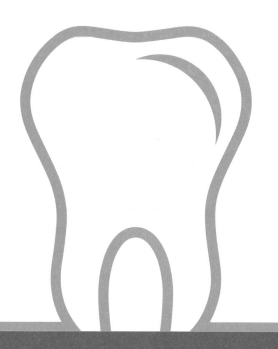

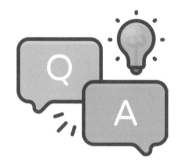

제 7 부

사랑니 편

> **A) 보통은 빼는 게 좋습니다.**

보충 설명)

사랑니를 빼야 하는 이유는 크게 두 가지입니다.

① 사랑니 자체의 문제

사랑니는 제일 안쪽에 있는 치아이기 때문에 다른 치아에 비해 충치가 생길 가능성이 큽니다. 충치가 생겨서 계속 썩은 채로 놔두면 치아 뿌리 끝으로 염증이 생기는데, 그 염증에 의해 치아를 잡고 있는 뼈를 녹이게 되므로 사랑니를 발치하라고 권해드립니다.

② 사랑니 옆 큰어금니의 문제

사랑니와 사랑니 옆의 큰어금니 사이에는 좁고 깊은 공간이 있는 경우가 많습니다. 그곳으로 음식물 같은 이물질이 들어갈 가능성이 큰데요. 양치를 아무리 잘하더라도 위치가 안쪽이라 한 번 들어가면 잘 빼내기가 힘듭니다. 그렇게 되면 큰어금니에도 충치나 잇몸병이 생길 가능성이 커집니다. 사랑니야 뽑으면 그만이지만, 큰어금니의 경우 계속 쓰셔야 하는데, 사랑니 때문에 중요한 큰어금니에 문제가 생기면 곤란하기 때문에 사랑니를 뽑으시라고 권해드리는 겁니다.

> **A) 네, 있습니다.**

보충 설명)

사랑니가 쓰러지지 않고 반듯하게 나서 치아끼리 잘 맞물리는 상태이고, 사랑니에 충치 등의 문제가 없다면 안 빼셔도 됩니다.

(하지만 이런 사랑니는 흔치 않으니 자신의 사랑니가 그럴 것이라는 희망은 버리시길 바랍니다.)

> **A) 그냥 젊을 때 빼시는 게 좋습니다.**

보충 설명)

어차피 빼야 하는 상황이라면 한살이라도 어릴 때 뽑으시는 것이 좋습니다.

이유1) 나이가 들수록 사랑니와 뼈가 강하게 붙어있게 되어 빼는 과정이 힘들어질 수 있습니다.

이유2) 나이가 들수록 사랑니에 충치가 생기게 되는데, 이런 경우 치아를 빼는 과정에서 치아가 다 부스러질 수 있기 때문에 빼는 과정이 힘들어질 수 있습니다.

이유3) 나이가 들수록 사랑니를 빼고 나서 회복하는 속도가 느립니다.

> **A) 보통 바로 뽑으셔도 되나,**

  너무 심하게 부은 경우 약을 며칠 드시고

  사랑니를 발치하기도 합니다.

보충 설명)

최근 논문들에는 사랑니 쪽 염증의 직접적인 원인이 사랑니이기 때문에 그 원인이 되는 사랑니를 없애야 근본 치료가 된다는 측면에서 약을 며칠 드시는 과정 없이 바로 사랑니를 빼도 된다는 내용이 많습니다. 그래서 보통은 바로 뽑는 경우가 많습니다. 하지만 심하게 붓거나 통증이 심한 경우 마취가 잘 안 되는 등의 문제가 있어서 며칠 약을 드시게 하여 염증을 조금 완화시킨 뒤 발치를 하는 경우도 있습니다.

> **A) 대략적으로 설명해 드리면**

사랑니가 똑바로 난 경우 ➡ 치아를 갈지 않고 그냥 뺍니다.

사랑니가 누워서 난 경우 ➡ 치아를 갈아서 뺍니다.

사랑니가 뼈 안에 묻혀있는 경우 ➡ 뼈를 갈아낸 후 치아를 뺍니다.

보충 설명)

사랑니가 누워서 난 경우에 치아는 머리 쪽 부분이 옆 치아에 걸려있기 때문에 그 상태로 억지로 빼려 하다 보면 옆 치아를 손상시킬 수 있습니다. 그래서 빼기 전에 걸려있는 부분을 갈아서 없앤후, 몸통을 빼야 옆 치아 손상 없이 사랑니를 뽑을 수 있습니다.

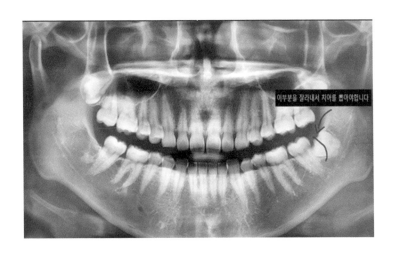

이부분을 잘라내서 치아를 뽑아야합니다

또한 사랑니가 완전히 뼈 안에 묻혀있는 경우에는 뼈를 좀 갈아내야 사랑니를 뺄 수 있게 됩니다. 이 경우, 뼈를 갈아내기 때문에 통증이 일반적인 경우보다 더 심하고 회복에도 시간이 오래 걸릴 수 있습니다.

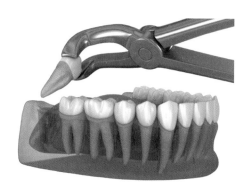

> **A) 거즈 2시간 동안 꽉 물기**

> **침을 뱉지 않고 삼키기**

> **1주일 정도 빨대 사용하지 않기**

> **1주일 정도 담배 피우지 않기**

> **2~3일 정도 사우나, 뜨거운 물로 목욕하지 않기**

> **2~3일 정도 격렬한 운동 하지 않기**

보충 설명)

거즈 2시간 동안 꽉 물기

: 가장 효과적인 지혈 방법의 하나가 압박입니다. 거즈를 2시간 정도 꽉 물고 계시면 됩니다. (주의, 만약 임플란트 수술을 한 후 지혈하기 위해 거즈를 물고 있다면 너무 꽉 무시면 안 되고 적당히 무셔야 합니다. 너무 꽉 물어버리면 심어놓은 임플란트에 과도한 힘이 전달되어 좋지 않습니다.)

침을 뱉지 않고 삼키기

1주일 정도 빨대 사용하지 않기

최소 1주일 정도 담배 피우지 않기

: 위의 세 행동 모두 입안에 음압이 걸려버리게 하는 행동입니다.

사랑니 뺀 부분이 쪽 빨리게 하는 행동이기 때문에 애써 지혈되고 있는 부분을 일부러 짜서 다시 '피가 멈추지 말고 계속 나라~.' 하는 행동입니다. 자제하시는 것이 좋습니다.

2~3일 정도 사우나, 뜨거운 물로 목욕하지 않기

2~3일 정도 격렬한 운동 하지 않기

: 위의 행동들은 열을 발생시켜 혈액순환을 촉진시켜서 지혈에 방해가 됩니다.

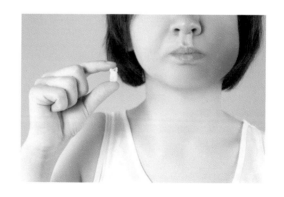

Q79) 사랑니를 뺀 뒤에 온찜질을 해야 하나요, 냉찜질을 해야 하나요?

> **A) 사랑니를 뺀 시각으로부터**

48시간 이전까지는 ➡ 냉찜질

48시간 이후부터는 ➡ 온찜질

보충 설명)

냉찜질은 혈관을 쪼그라들게 해서 혈액이 잘 못 들어오게 합니다. 그 결과 ➡ 회복 속도는 느리게 하지만, 붓기를 막아줍니다.

온찜질은 혈관을 이완시켜서 혈액이 잘 들어오게 합니다. 그 결과 ➡ 회복 속도는 빠르게 하지만, 붓기를 막아주진 못합니다.

따라서 사랑니를 뺀 후 초반에 온찜질을 해버리면 너무 많이 부어버리는 불상사가 생길 수 있기 때문에 초반에는 냉찜질로 붓기를 막아주고, 후반에는 좀 더 빨리 회복시키기 위해 온찜질을 하는 것입니다.

> **A) 보통 10~14일 정도 후에 실밥을 제거하게 됩니다.**

보충 설명)

10~14일 후 실밥을 제거하면서 소독도 같이 진행하게 됩니다. 약간 따끔한 정도의 통증은 있으나 심하지 않아서 크게 무서워하지 않으셔도 됩니다.

> **A) 일반적으로 사랑니를 발치하고 나서 음주나 흡연은 최소 1주일은 피해주시는 것이 좋습니다.**
>
> (2주 정도는 피해주셔야 합니다.)

보충 설명)

술과 담배는 지혈, 염증, 회복 속도 등에 여러모로 안 좋은 인자들입니다. 특히 담배는 이참에 끊는 것은 어떨까요?

> **A) 사랑니 빼고 나서 생길 수 있는 심각한 부작용**

(그럴 가능성은 크지 않으니 너무 겁먹지 않으셔도 됩니다.)

- 지혈이 되지 않는 상황

- 신경 손상

- 극심한 통증(드라이소켓)

보충 설명)

– 지혈이 되지 않는 상황

뇌졸중, 심근경색, 뇌경색 등의 질환이 있으신 분들은 항혈전제를 드시는 경우가 있습니다. 이런 경우, 사랑니를 빼고 나서 피가 잘 멈추지 않는 경우가 있습니다. 따라서 이를 피하기 위해 내과와 협진하여 가능하다면 항혈전제를 며칠 끊고 난 후 사랑니를 빼는 식으로 치료하게 됩니다.

– 신경 손상

특히 아래 사랑니를 뺄 때 신경 손상의 가능성이 있습니다. 아래턱에는 하치조 신경이라는, 아래턱 쪽의 전반적인 감각을 느끼게 하는 큰 신경이 있습니다. 그런데 특이하게 사랑니의 뿌리 부분이 하치조 신경을 감싸고 있거나 맞닿아 있는 경우가 간혹 있습니다. 이런 경우, 사랑니를 뽑는 과정에서 어쩔 수 없이 그 신경을 건들거나 손상을 입히게 되는 경우가 있어, 사랑니를 뽑고 나서 마취가 덜 풀린 느낌이 들 수가 있습니다. 보통은 6개월 안으로 다시 회복되는 경우가 많지만, 드물게 영구 손상이 되는 경우도 있습니다.

– 극심한 통증(드라이소켓)

드물게 치아를 빼고 난 자리가 회복이 잘 안 되고, 드라이소켓이라는 증상이 나타날 수 있습니다. 매우 큰 통증과 악취가 나는 것이 특징입니다. 보통 1달 안에 회복되긴 합니다만, 이런 증상이 나타나면 치과에 가셔서 치료를 받으셔야 합니다.

Q83) 사랑니를 빼고 나서 침 삼킴과 숨 쉬는 게 어려워지면 어떻게 해야 하나요?

> **A) 빨리 치과를 가셔야 합니다.**

  (치과가 문 닫았으면 응급실을 가셔야 합니다.)

보충 설명)

아래 사랑니를 뽑은 경우 이런 문제가 아주 드물게 생길 수 있습니다. 아래 사랑니를 빼고 나면 '악하간극'이라는 곳에서 드물게 감염이 생길 수 있습니다. 이곳에 감염이 발생하면 아주 빠른 속도로 진행되기 때문에, 기도를 폐쇄시켜 호흡곤란이 이어질 수 있습니다. 여기서 핵심은 '아주 빠른 속도로 진행된다.'라는 것입니다. '숨 쉬는 게 조금 불편해지네? 뭐 좀 있으면 나아지겠지~' 하지 마시고, 얼른 병원을 가시는 것이 좋습니다.

  (대부분의 경우는 위에 제가 설명한 심각한 상황이 아닐 것입니다. 하지만 혹시 모르니 병원을 가보시는 것이 좋습니다.)

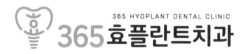

365 HYOPLANT DENTAL CLINIC

365효플란트치과

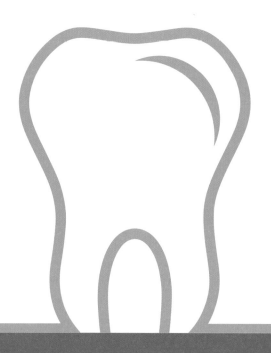

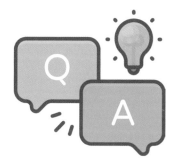

제 8 부

소아 편

> **A) 뽀뽀하지 마세요.**

보충 설명)

뽀뽀를 해버리면 어른들의 세균이 아기 입안에 들어가 버립니다.

갓 태어난 아기의 입안에는 충치나 잇몸병을 일으키는 세균이 없습니다(완전 무균 상태). 입안 세균이 결정되는 시기는 15개월~30개월인데, 이전까지는 뽀뽀를 참아서 어른들의 입안에 있는 충치나 잇몸병을 일으키는 세균들이 아기 입안에 들어가지 않도록 주의하는 게 좋습니다.

아기가 너무 예뻐서 뽀뽀하고 싶은 마음은 충분히 이해갑니다만, 아기를 위해서 최소 만2세까지는 뽀뽀는 참으세요. 뽀뽀뿐 아니라 음식을 나눠 먹는 것도 하지 마세요. (아기가 소화하기 좋으라고 부모님이 음식을 오물오물 씹어서 아기한테 주기도 하는데, 그렇게 되면 부모님 입안의 세균이 아이의 무균 상태인 입안으로 넘어가게 됩니다. 하지 마세요.)

> **A) 위, 아래 앞니 8개 ➡ 만6~8세**
>
> **나머지 치아 ➡ 만10~12세**
>
> **이런 식으로 외우는 게 쉽습니다.**

보충 설명)

자세히 따지고 들면

아래 가운데 앞니 2개 ➡ 위 가운데 앞니 2개 ➡ 아래 측면 앞니 2개 ➡ 위 측면 앞니 2개 ➡ 아래 첫 어금니 2개 ➡ 위 첫 어금니 2개 ➡ 아래 송곳니 2개 ➡ 위 송곳니 2개 ➡ 아래 둘째 어금니 2개 ➡ 위 둘째 어금니 2개

이렇게 나뉘어 있지만, 현대인들이 바빠죽겠는데 언제 이거 다 외웁니까? 그냥

위, 아래 앞니 8개 ➡ 만6~8세

나머지 치아 ➡ 만10~12세

이 정도만 아셔도 됩니다.

Q86) 아이의 유치가 빠질 나이가 아닌데 너무 빨리 빠졌어요. 어떻게 하나요?

> **A) 공간 유지 장치를 하셔야 할 수 있습니다.**

보충 설명)

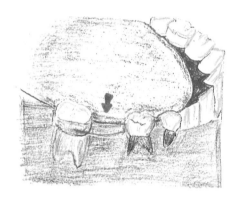

유치가 너무 빨리 빠져버리면 빠진 치아 양쪽 치아들이 쓰러지면서 밑에 어른 치아가 올라올 공간을 막아버리게 됩니다. 그러면 어른 치아가 삐뚤삐뚤하게 올라오거나 아예 올라오지 못하는 경우도 있습니다. 따라서 위 그림처럼 양쪽 치아들이 쓰러지지 못하도록 공간 유지 장치를 해놓는 것이 좋습니다.

> **A) 생후 6개월 이후부터 사용할 수 있습니다.**

　0개월~6개월

　➡ **양치할 필요 없음**(구강 티슈나 깨끗한 손수건으로 가볍게 닦기)

　6개월~만3세

　➡ **1,000ppm 고불소 치약을 쌀 한 톨 정도 크기로 양치**

　만3세~만6세

　➡ **1,000ppm 고불소 치약을 콩알 정도 크기로 양치**

시키시면 됩니다.

보충 설명)

아이라 '1,000ppm 고불소 치약 말고 500ppm 정도의 저불소 치약을 사용하면 안 돼?'라고 생각하실 수 있는데, 불소 농도가 1,000ppm 이상이 되지 않으면 충치 예방 효과가 확 떨어지기 때문에 권유하지 않습니다.

'아기들은 물을 잘 뱉지 못하는데?'라고 생각하실 수 있는데

6개월~만3세 ➡ 1,000ppm 고불소 치약을 쌀 한 톨 정도 크기로 양치

만3세~만6세 ➡ 1,000ppm 고불소 치약을 콩알 정도 크기로 양치

위 용량을 잘 지켜서 사용하면 양치하고 난 물을 잘 뱉지 못하는

아이도 안전합니다.

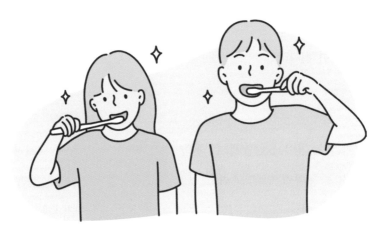

> **A) 네, 충치 억제 효과가 있습니다.**

보충 설명)

불소를 치아 바르게 되면 충치가 억제됩니다.

(여기서부터는 굳이 이해하실 필요 없습니다.)

조금 깊이 설명해 드리자면 불소를 바르게 되면 치아에 있는 수산화인회석과 불소가 만나 불화인회석, 불화칼슘이 만들어집니다. 이렇게 만들어진 불화인회석, 불화칼슘에 의해 충치에 대한 저항 능력이 높아지게 됩니다.

> **A) 아이가 만6세 정도가 되면**
> **큰어금니 영구치**(어른 치아)**가 나오기 시작합니다.**

아이들의 영구치는 성숙도가 떨어지기 때문에 치아의 씹는 면 쪽에 깊고 좁게 패인 홈이 많은 것이 특징입니다. 이런 깊고 좁은 홈에 음식물이 미세하게 잘 끼기 쉬워서 충치가 잘 생기게 됩니다.

그래서 충치를 예방하기 위한 목적으로(이런 홈들에 음식물이 끼지 않도록) 아예 실란트라는 재료로 메워버리는 홈메우기 치료(=실란트 치료)를 하는 것입니다.

> **A) 됩니다. 다만 여러 가지 조건에 맞아야 합니다.**

  조건1. 만 5세 이상~만 12세 이하

  조건2. 영구치

  조건3. 하루 최대 4개 영구치까지

보충 설명)

조건1. 만 5세 이상~만 12세 이하

➡ 만 1~4세까지는 적용되지 않습니다. + 만13세부터도 적용되지 않습니다.

조건2. 영구치 = 어른 치아

➡ 유치(=아기 치아)를 레진 치료하는 경우에는 적용되지 않습니다. 어른 치아를 레진 치료하는 경우에만 보험 적용을 받을 수 있습니다.

아이 레진 치료하는데 국가보험을 적용시키는 것과
적용시키지 않는 것 비용이 얼마나 차이가 나나요?

> **A) 국가 보험적용 o ⇒ 대략 2~3만 원**

　국가 보험적용 x ⇒ 대략 5~15만 원

보충 설명)

국가보험 적용시키지 않았을 때는 비보험 진료라 치과 재량이기
때문에 제가 위에 적은 5~15만 원에서 차이가 좀 날 수 있습니다.

> **A) 곧 빠질 치아가 아니라면 신경 치료해야 합니다.**
>
> **함부로 빼면 안 됩니다.**

보충 설명)

아기 치아가 빠질 시기가 아닌데도 불구하고 충치가 심하다면 빼지 말고 신경 치료를 해야 합니다. 무작정 빼버리게 되면 뺀 후에 양옆 치아들이 쓰러져서 공간이 좁아지게 됩니다. 그렇게 되면 밑에서 어른 치아(영구치)가 들어올 공간이 좁아져서 올바른 곳에 나지 않고 덧니처럼 삐뚤삐뚤하게 나버릴 수 있습니다.

> **A) 네, 보통 씌우게 됩니다.**

(다만 성인 치아에 씌우는 크라운보다는 저렴한 것으로 씌우게 됩니다.)

보충 설명)

아기 치아도 신경 치료를 하고 나면 많이 약해진 상태가 되기 때문에 크라운으로 보호를 해주는 것이 필요합니다. 하지만 어차피 나중에 빼야 하는 치아이므로 정밀하고 비싼 성인 크라운으로 할 필요는 없습니다. 비용이 저렴한 기성으로 쓰는 은색의 메탈 크라운(SS crown)으로 진행하게 됩니다.

> **A) 빠진 치아가 유치라면 ➡ 그대로 둡니다.**
>
> **빠진 치아가 영구치라면 ➡ 다시 심어야 합니다**(재식).

보충 설명)

빠진 치아가 유치라면 다시 심지 않습니다.

➡ 다시 심지 않고, 그냥 빠진 상태로 둡니다. (단, 밑에 어른 치아가 올라올 때까지 시간이 오래 걸릴 것이라 판단되면 공간 유지 장치를 해야 할 가능성이 있습니다.)

빠진 치아가 영구치라면 다시 심어야 합니다.

➡ 빠진 치아를 즉시 식염수나 우유에 담가서 최대한 빨리 치과에 가져가셔야 합니다. 치과에서 빠진 치아를 다시 심고 스플린트 장치를 해야 합니다.

스플린트 장치는 약 2주 정도 하셔야 합니다. 또한 빠진 치아를 다시 심고 나서 10일 이내로 신경 치료도 해주어야 합니다.

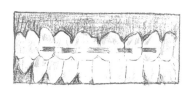

스플린트장치

(치아가 완전히 빠진 경우는 이미 신경이 절단되어 버려 괴사가 진행되기 때문에 신경 치료를 해주어야 합니다.)

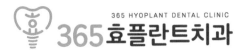

365 효플란트치과

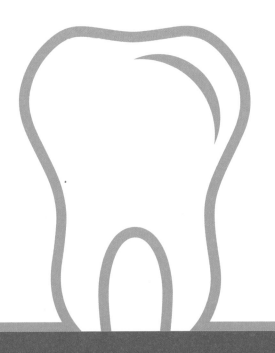

제 9 부

심미치료 편

> **A)**

    - 치아 색 나는 재료로

    벌어진 틈 메우고 굳히기(다이아스테마=diastema)

    - 라미네이트

    - 크라운

    - 교정

보충 설명)

첫 번째, 다이아스테마

치아를 전혀 깎거나 하지 않고 단지 벌어진 틈을 레진(치아 색 나는 재료)으로 때우는 메우고 굳히는 방법이 있습니다(치과에서는 '다이아스테마'라고 설명해 드릴 거예요.)

장점– 치아를 깎지 않음

단점– 잘 떨어질 수 있음(깎지 않고 단지 틈을 메워놓은 거라) / 가로 폭이 너무 길어 보일 수 있음(벌어진 틈이 너무 넓었던 경우)

두 번째, 라미네이트

벌어진 앞니 앞면을 조금 깎아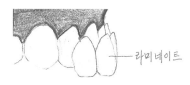
서(갈아서) 얇은 치아 모양의 보철
물을 치아 앞면에 붙이는 방법(치
과에서는 '라미네이트'라고 설명해 드릴 거예요.)

장점- 모양이 예쁨(단지 벌어진 틈만 메우는 게 아니고 치아 모형의 보철
물 자체를 붙여버리는 것이기 때문)

단점- 잘 떨어질 수 있음

세 번째, 크라운

앞면뿐 아니라 전체 면을 깎아서(갈아서) 치아 모양의 크라운을 씌
우는 방법

장점- 모양이 예쁨 / 잘 떨어지지 않음

단점- 치아를 깎는 양이 많음

네 번째, 교정

장점- 모양이 예쁨 / 치아를 깎지 않음(자신의 치아가 이동하면서 틈
을 메우는 것이므로)

단점- 시간이 오래 걸림

Q96) 무삭제 라미네이트랑 일반 라미네이트랑 뭐가 다른가요?

> **A) 일반 라미네이트** ➡ **치아 앞면을 살짝 깎고 라미네이트를 붙임**
>
> **무삭제 라미네이트** ➡ **치아 앞면을 깎지 않고 라미네이트를 붙임**

Q97) 무삭제 라미네이트 하고 싶은데, 안 되는 경우도 있나요?

> **A) 네 있습니다.**
>
> **불가능한 경우** ➡ **앞니가 나온 경우**(돌출) / **앞니가 너무 큰 경우**
>
> **가능한 경우** ➡ **앞니가 들어간 경우**(옥니) / **앞니가 작은 경우**(왜소치)

보충 설명)

무삭제 라미네이트는 치아를 삭제하지 않기에 장점이 많은 치료입니다. 하지만 모든 분이 가능한 치료는 아니고, 여러 제약 조건이 있습니다.

− 앞니가 너무 튀어나온 분들은 무삭제 라미네이트가 불가능합니다.

: 튀어나온 앞니를 삭제하지 않고 거기다가 추가로 라미네이트를

붙여버리면 안 그래도 튀어나온 앞니가 더 돌출되게 됩니다.

– 반대로 앞니가 안으로 들어가신(옥니) 분들은 무삭제 라미네이트가 가능합니다.

: 앞니가 너무 안으로 들어가 있는 옥니는 보기가 좀 안 좋을 수 있습니다. 이런 경우, 삭제하지 않고 라미네이트를 붙이면 들어가 있는 앞니가 정상 범위로 돌출되어 보기가 더 이쁠 수 있습니다.

– 앞니가 선천적으로 작은(왜소치) 분들은 무삭제 라미네이트가 가능합니다.

: 앞니가 원래부터 작기 때문에 굳이 삭제하지 않고서도 라미네이트를 붙일 공간 여유가 있기에 가능한 것입니다.

> **A) 치아에 미백제를 바르고 빛을 쬐면서 기다리는 식으로 진행됩니다.**

보충 설명)

미백 치료는 보통 3~5회 정도 받으시는 것이 일반적입니다(1회에 끝나는 원데이 미백 치료 방법도 있습니다). 몇 회 정도 받아야 하는가에 대해서는 개인 차가 있습니다. 보통, 원하는 색깔이 나온 시점을 기준으로 1~2회 정도 더 하시는 것을 권유합니다. 예를 들어 미백 3회 차에 환자분께서 원하시는 색깔이 나왔다면 거기서 멈추지 않고 4회에서 5회 정도 하시는 것을 권유한다는 뜻입니다.

(미백 치료가 끝나면 몇 주 내에 다시 살짝 어두워지는 현상이 일어나기 때문에 원하는 색깔보다 살짝 더 하얗게 만들어야 하기 때문입니다.)

> **A)** ① 시린 느낌

　　② 치아의 날카로운 통증

　　③ 잇몸 화상

　　④ 미백 효과가 영구적이지 않음

보충 설명)

① 시린 느낌

: 미백을 하신 분들의 대략 60% 정도가 이런 느낌을 갖습니다. 하지만 대부분 일주일 안에 사라지게 됩니다.

② 치아의 날카로운 통증

: 치료 중 날카로운 통증이 생긴다면 ⇒ 바르고 있는 미백제를 씻어내고 좀 더 순한 미백제로(농도가 좀 더 낮은 거로) 바꿔서 바르게 됩니다.

: 치료 후 날카로운 통증이 생긴다면 ⇒ 타이레놀 등 진통제를 드시고 시간을 두고 지내면 거의 대부분 자연 치유되게 됩니다.

③ 잇몸 화상

: 미백제가 잇몸에 잘못 발라진 경우에 화상을 입을 수 있습니다. 이런 경우, 치과에서 vit E가 함유된 크림을 바르게 됩니다. 그 이외의 추가적인 치료 없이도 자연 치유가 잘되기에 크게 걱정하실 필요는 없습니다.

④ 미백 효과가 영구적이지 않음

: 대략 3년 이내에 재치료가 필요할 수 있습니다.

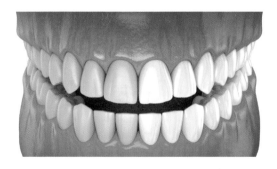

> **A) 네, 있습니다.**

보충 설명)

치과에서 하는 미백보다는 효과가 적지만 그래도 꾸준히 하시면 효과가 있습니다.

치과에서 하는 미백(전문가 미백)과 집에서 혼자 하는 미백(자가 미백)의 가장 큰 차이점은 미백제의 농도 차이입니다. 자가 미백의 미백제 농도가 훨씬 묽습니다. (전문가 미백제의 H_2O_2 농도는 약 15~38%인 반면, 자가 미백제의 H_2O_2의 농도는 약 3.6%입니다.) 그래서 효과도 빠르게 나타나지 않고 4주 이상 꾸준히 사용해야 합니다. 하지만 미백제 농도가 전문가 미백제보다 훨씬 낮기 때문에 시린 증상, 잇몸을 자극하는 정도가 훨씬 덜한 장점이 있습니다.

감사의 말

치과를 운영하는 과정, 책을 출판하는 과정, 살아가는 전반적인 시간 속에서 많은 분께 도움을 받았습니다. 항상 감사하고 사랑한다는 말을 전하고 싶었는데, 입 밖으로 잘 안 나왔습니다. 이 자리를 빌려 감사의 말을 전합니다.

(한글 순으로 적겠습니다.)

강창규 원장님: 평소에 '허허허' 하고 그저 사람 좋아 보이지만, 할 때 무섭게 집중하시는 원장님입니다. 환자분들의 이야기를 진심으로 공감하면서 듣는 모습에 영감을 많이 받았습니다. 특히 22년도 4층 대기실에서의 상담 모습이 참 인상적이었습니다. 3년간 정말 행복했고, 기억에 많이 남을 것 같습니다. 자주 보고 싶습니다. 감사합니다.

국중기 교수님: 대학원 시절 학생들을 사랑으로 대해주시던 모습이 아직도 기억에 많이 남습니다. 감사합니다.

김규열 약사님: 어릴 적부터 같이 공부하면서 참 추억이 많은 약사님이십니다. 힘들 때 '서로 힘내자!' 하면서 서로를 격려했던 기억이 많습니다. 감사합니다.

김두리 원장님: 정말 똑똑하신 분입니다. 항상 진중한 모습으로 환자분들께 신뢰를 주시는 모습이 인상적이었습니다. 감사합니다.

김봉경 원장님: 긍정의 힘과 직관의 중요성을 몸소 알려주셨습니다. 이 원장님을 보고 있으면 저까지 활력이 넘치는 느낌입니다. 감사합니다.

김윤한 변호사님: 제가 아는 변호사님 중 가장 똑똑하신 것 같습니다. 개원 과정에서 「건축법」, 「의료법」 관련해서 많은 자문을 해주셨습니다. 감사합니다.

김준성 원장님: 대학원 시절 여러 가지로 참 많은 도움을 받은 원장님입니다. 항상 이타적인 모습을 보여주십니다. 감사합니다.

김진형 원장님: 제가 개원 준비 중일 때, 힘내라고 제가 있는 곳까지 내려와 주시고, 힘내라고 말씀해 주신 분입니다. 감사합니다.

김한중 감리사님: 병원 인테리어 과정에서 건축 관련해서 많은 자문을 해주셨습니다. 감리사님 덕분에 꼼꼼하게 인테리어 설계를 할 수 있

었던 것 같습니다. 감사합니다.

김희중 교수님: 대학원 시절 바쁘신 와중에도 시간을 내주시고, 학생들을 챙겨주시던 모습이 너무 감사했습니다. 조만간 찾아뵙겠습니다. 감사합니다.

문성준 원장님: 치과에 디지털 장비를 도입하는 과정에서 많은 도움을 주신 원장님입니다. 특히 병원 내 기공소를 이용해 가이드 임플란트를 효율적으로 할 수 있는 방법에 대해 많은 실질적인 도움을 주셨습니다. 귀찮을 법도 한데 하나하나 상세히 풀어 설명해 주셔서 너무 감사했습니다.

마광진 원장님: 병원 운영하시느라 바쁘신 와중에도 내려와 주셔서 인사 관리에 대한 많은 조언, 병원 운영의 좋은 방법을 공유해 주신 원장님입니다. 감사합니다.

박준영 원장님: 365일 병원 시스템 운영에 대한 여러 좋은 방법을 공유해 주셨습니다. 환자에게 나긋나긋하게 설명하시는 모습에서 많은 것을 배웠습니다. 감사합니다.

박영섭 원장님: 개원할 때 제가 정말 많이 괴롭혔던 원장님입니다. 사소한 거 물어볼 때도 자세하게 답변해 주시고, 귀찮게 해서 죄송하다

고 하면 더 물어봐도 된다고 해주셨던 것이 기억에 많이 남습니다. 전반적인 운영 방향에 대해 여러 가지 실질적인 방법을 알려주셔서 정말 감사합니다.

백수흠 대표님: 30년 넘게 사업을 끊임없이 잘 운영하셔서 댓거리의 전설이라고들 부르십니다. 바쁘신 와중에도 입지 관련 정보를 내일처럼 분석해 주셨습니다. 귀찮으셨을 텐데 며칠을 알아봐 주셨던 점 감사합니다.

백충흠 대표님: 대학 시절 집에 초대도 해주시고, 맛있는 것도 많이 사 주시고, 이것저것 많이 챙겨주신 것 아직도 기억하고 있습니다. 감사합니다.

백현옥 이사님: 사고의 정확도가 매우 높습니다. 이사님께서 하신 이야기를 흘려들었다가도 곱씹어보면 '그 상황의 핵심을 정확히 간파해서 말씀해 주셨던 거구나.' 했던 경우가 많았습니다. 또한 병원에 대한 오프라인 홍보를 많이 해주셔서 병원 운영에 많은 도움을 받았습니다. 이사님의 전폭적인 지지와 믿음이 없었다면 여기까지 오지 못했을 것 같습니다. 항상 감사하고 사랑합니다. 주신 은혜를 어떻게든 꼭 갚겠습니다.

서성곤 건축사님: 개원 시, 용도변경 때문에 머리가 너무 아팠는데, 건축사님께서 노하우를 많이 알고 계셔서 큰 문제 없이 해결되었습니다.

감사합니다.

  심원진 원장님: 몇 년 전에 홍삼 선물을 해주신 것이 아직도 기억에 남습니다. 환자 입장에서 진료하고 걱정하는 모습이 참 인상적이었습니다. 말과 행동이 너무 일치해서 순수해 보이기까지 하는 분입니다. 좀 더 가까이 살아서 자주 보면 좋을 텐데 하는 아쉬움이 많이 남습니다. 감사합니다.

  양원석 원장님: 압도적인 체력으로 일을 끝까지 진행시켜 버리시는 원장님입니다. 그래도 잠을 좀 주무시면서 일을 하시라고 말씀드리고 싶습니다. 자주 보고 싶습니다. 감사합니다.

  유성아 약사님: 제가 알고 있는 약사님 중 최고의 수재인 것 같습니다. 최신 약물에 대해서 주기적으로 자문해 주십니다. 특히 약 알레르기가 있는 환자분들에 대한 전반적인 매뉴얼 정립에 많은 도움을 주셨습니다. 워낙 똑똑하고 센스가 좋으신 분이라, 약물학 이외의 분야에서도 많은 도움을 받고 있습니다. 항상 감사합니다.

  유재식 교수님: 대학원 시절 구강외과학 공부에 큰 힘이 되어주셨습니다. 말씀도 너무 잘하시고, 실력도 좋으신 정말 멋지신 교수님입니다. 감사합니다.

윤가람 원장님: 대학원 시절 후배들을 정말 잘 챙겨주시고, 말씀도 센스 있게 잘하시고 외모도 출중하셔서 인기가 엄청 많으셨던 원장님입니다. 소아치과학 관련해서 많은 자문을 해주셨습니다. 감사합니다.

이가은 주무관님: 개원 과정에서 여러 법적 문제에 대해서 자문을 해주셨습니다. 또한 디자인 쪽으로도 안목이 훌륭하셔서 인테리어 관련해서도 많은 도움을 주셨습니다. 저는 패션을 잘 모르는데 주무관님은 패션 쪽으로도 아는 것이 많아, 저의 코디네이터로 일해 주시면 어떨까 자주 생각도 합니다. 항상 감사합니다.

이금순 대표님: 365 효플란트 치과에 많은 환자분을 적극적으로 소개해 주셨습니다. 병원 운영 외에도 많은 도움을 주시는 고마운 분입니다. 감사합니다.

이기일 원장님: 부드러움 속에서 강한 카리스마를 갖고 계신 원장님입니다. 어릴 적부터 저의 인생 멘토 중 한 분입니다. 말 한마디 한마디에 진심을 꾹꾹 담아서 하시는 모습이 정말 인상적이었습니다. 자주 찾아뵙지 못해 죄송하고, 항상 감사드립니다.

이기현 원장님: 대학원 시절 때, 여러 가지로 궂은일 다 하셨던 이타적인 원장님입니다. 개원할 때도 여러 조언도 해주시고, 바쁘신 와중에도 간간이 전화해 주시는 고마운 원장님입니다. 감사합니다.

이동규 원장님: 한 번 마음먹으면 망설임 없이 시원하게 밀어붙이시는 원장님입니다. 병원 운영에 여러 가지 도움을 많이 주셨습니다. 병원 관련 내부적인 정보들은 알려주시기가 꺼려지실 수도 있는데 그런 내색 없이 구체적으로 다 알려주신 점 정말 감사드립니다.

이승은 원장님: 환자분들이 아프실까 항상 걱정하시고 부드러운 목소리로 상담해 주시는 모습이 인상적이었습니다. 또, 라미네이트 관련해서 좋은 정보를 많이 주셨습니다. 감시합니다.

이준오 원장님: 친해지고 보니 항렬까지 같은 친척이었던 원장님입니다. 같이한 추억이 참 많았습니다. 특히 20년도에 갔던 여수 여행이 아직도 기억에 많이 납니다. 사람과의 관계를 매우 사려 깊게 생각하시는 분입니다. 함께 보낸 시간이 길었는데, 많이 생각날 것 같습니다. 감사합니다.

이한나 대리님: 보험공단 관련해서 많이 자문을 해주시고, 힘들 때 여러모로 도움을 많이 주셨던 분입니다. 특히 대화할 때 상대방이 더 잘 이야기할 수 있도록 유심히 들어주시고 공감해 주시는 사려 깊은 분입니다. 항상 감사합니다.

이호진 원장님: 벌써 알고 지낸 지 20년이 다 되어가는 원장님입니다. 점점 서로의 생활이 달라져서 얼굴 보기가 힘들어짐이 너무나 아

쉽습니다. 그래도 항상 만나면 좋은 추억이 되는 것이 참 신기합니다. 많이 보고 싶고, 감사합니다.

이현식 원장님: 상대방을 배려하시고 타인을 잘 도와주시는 이타적인 원장님입니다. 사용해 보신 의료 기기들에 대한 피드백도 굉장히 디테일하게 알려주셨습니다. 감사합니다.

이희주 행정 이사님: 제가 세상에서 가장 존경하는 분입니다. 이사님의 이미지를 떠올릴 때면 '빠르고, 정확하다.' 이 두 단어가 떠오릅니다. 옆에서 일하시는 모습을 보면 일 처리가 빠른 것을 넘어 속이 다 시원한 느낌입니다. 자주 말씀하시는 "이 또한 지나가리라." 이 격언을 잘 새겨서 높을 때 오만을, 낮을 때 낙담을 경계하겠습니다. 항상 감사하고 사랑합니다. 주신 은혜를 어떻게든 꼭 갚겠습니다.

임이랑 원장님: 대학원 시절 여러 가지로 많이 도와주신 원장님입니다. 스트레스받는다고 하시면서 할 것 다 해내시는 대단한 원장님입니다. 감사합니다.

임태형 원장님: 항상 보고 싶은 원장님이지만, 지역이 좀 멀어서 자주 뵐 수가 없는 게 항상 아쉽습니다. 자신을 허술한 것처럼 겸손하게 말씀하시지만, 실제로는 일을 야무지게 하시는 모습이 인상 깊었습니다. 힘들 때 술 사 주신 것 잊지 않겠습니다. 감사합니다.

정병조 행정 부장님: 부장님이 제 병원에서 일을 도와주시는 것이 참 행운이라고 생각합니다. 제가 미처 생각하지 못했던 부분들도 다 찾아내 주시고, 두 번 세 번 체크해 주십니다. 저에게 아주 소중한 분이고, 오래 같이 일해 주셨으면 좋겠습니다. 항상 깔끔하고 꼼꼼하게 일해 주시는 것에 정말 감사합니다.

장지만 원장님: 말씀도 조곤조곤 잘하시고, 인물도 좋으신 원장님입니다. 일하고 니시 같이 술 한잔했던 게 기억에 남습니다. 감사합니다.

정원석 원장님: 대학원 시절 '봉사하셨다.'라는 표현이 맞다고 생각될 만큼 많은 일을 아무 대가 없이 묵묵히 하신 원장님입니다. 병원 운영 관련해서도 많은 자문해 주셔서 감사합니다.

정주경 원장님: 수술에 미쳐있는 원장님입니다. 옆에서 보면 마치 수술을 하려고 태어나신 분 같습니다. 타고난 재주가 많은 천재형 스타일이시고, 제가 정말 좋아하는 원장님입니다. 많은 시간 같이해서 정말 행복했습니다. 계속 가까운 곳에서 살면서 자주 보고 싶었는데, 아쉽고 감사하고 복잡한 마음입니다.

지현근 약사님: 부지런함, 성실함의 끝을 보여주시는 약사님입니다. 365 치과를 운영할까 말까 고민할 때, 밀어붙이라고 용기를 주신 분입니다. 참 배울 점이 많은 약사님이시고, 항상 본다 본다 하는데 안 만나

지는 게 참 아쉽습니다. 감사합니다.

천정우 원장님: 첫 봉직의 생활을 할 때 진료적으로도, 병원 운영 면에서도 많이 가르쳐주신 원장님입니다. 집에 가끔 초대해 주셔서 직접 요리도 해주셨던, 정말 다정한 원장님이셨습니다. 감사합니다.

최재혁 원장님: 약사이자, 치과의사이신 아주 스마트한 분입니다. 주기적으로 같이 갔던 여행들이 기억에 많이 남습니다. 남에게 피해 끼치는 것을 극도로 싫어하셔서 스트레스받는 일을 남에게 말하지 않고 혼자 다 짊어지려고 하시는 것 같아 걱정이 됩니다. 계속 오래 보고 싶습니다. 감사합니다.

한동균 원장님: 입담이 기가 막히신 분입니다. '진료 중에 환자들을 너무 웃기면 안 될 것 같은데..'라는 생각이 드는 원장님입니다. 보고 싶고 감사합니다.

홍경숙 대표님: 병원 숙소 관련해서 전폭적인 지원을 해주신 분입니다. 아주 큰 도움이 되었습니다. 시간이 지나 도움이 될 수 있는 부분이 있으면 꼭 은혜를 갚겠습니다. 감사드립니다.